Les implants dentaires

*Cette collection destinée au grand public, aux malades et à leur famille intéressera les médecins qui en conseilleront la lecture. Ouvrages courts abordant de façon claire et pratique l'hygiène, la prévention et les soins, les livres d'*Ouverture médicale *apportent des informations et des indications permettant de mieux comprendre les stratégies thérapeutiques, pour faciliter la vie du malade et de sa famille.*

Les plus grands spécialistes ont accepté de présenter dans un langage simple un résumé des connaissances dans leur domaine. L'accent est surtout mis sur ce que le malade ou son entourage peuvent constater, sur ce qui doit les alerter ; les origines mêmes des troubles sont brièvement mais clairement analysées. Les méthodes de soins sont expliquées, de façon à permettre une coopération avec le médecin.

*La collection vise pratiquement une éducation sanitaire du public. Certaines maladies pourraient être évitées par une prévention. Certaines fautes d'hygiène, certaines erreurs éducatives se payent très cher. Une meilleure gestion du corps et de l'esprit doit se fonder sur la compréhension des mécanismes de la santé comme de la maladie ; c'est le but d'*Ouverture médicale.

M. T.   J.-L. B

Claude Lévy, Marc Lefèvre

Les implants dentaires

OUVERTURE MÉDICALE

HERMANN

Ont collaboré à ce livre :
Gérard Vincent, chirurgien-dentiste spécialiste en occlusodontie
Martine L'Official-Vincent, chirurgien-dentiste spécialiste en parodontologie
Norbert Bellaïche, radiologue
Pierre Feider, anesthésiste-réanimateur

L'illustration de la couverture provient de la planche 53 des Caprices de Goya (1799), Que pico de Oro !

Pour être informé des nouveaux titres qui s'ajoutent régulièrement à la collection *Ouverture médicale,* il suffit d'en faire la demande à l'éditeur, à l'adresse ci-dessous.

ISBN 2 7056 6366 5

Hermann, éditeurs des sciences et des arts, 293 rue Lecourbe, 75015 Paris

Table

Tableaux

Introduction

Une denture éclatante, bien alignée, est souvent l'un des attraits majeurs d'un visage, mais la mauvaise disposition ou l'absence de plusieurs dents l'altèrent ou peuvent le rendre repoussant. Ce handicap perturbe la communication, pousse à l'isolement et peut mener à la dépression.

L'absence d'une partie ou de la totalité de la denture, par suite d'accident ou de vieillissement, soulève des problèmes graves, touchant à l'élocution, à l'alimentation, à la santé en général. Il importe donc de soigner son capital dentaire dès le plus jeune âge.

Cet ouvrage présente les possibilités d'embellissement, voire de sauvetage disponibles, les innovations récentes dans l'un des domaines les plus novateurs du soin dentaire, la prothèse sur implants. L'implantologie dentaire est en effet devenue une technique efficace et fiable de réhabilitation de la denture. Actuellement, on dispose de statistiques portant sur des milliers de patients suivis durant vingt-cinq à trente ans avec des implants de Branemark. Les résultats font état de taux de succès tout à fait probants à long terme, compris entre 92 et 98 %. Les pays industrialisés d'Amérique du Nord, d'Europe et le Japon comptent de l'ordre de 200 millions d'édentés : à ce jour, on estime à 2 millions le nombre de patients ayant bénéficié d'implants. On conçoit donc sans peine l'importance des développements à venir de l'implantologie dentaire.

1. Le capital dentaire

Les dents sont des organes vivants qui entretiennent des rapports dynamiques avec leur environnement. Elles peuvent être l'objet de pathologies et une dent malade peut induire des affections à distance.

Anatomie des mâchoires

Deux os du massif facial constituent les mâchoires (fig. 1) : en haut, le maxillaire supérieur ou maxillaire* ; en bas, le maxillaire inférieur ou mandibule*. Le maxillaire est fixe, solidaire du crâne et du reste de la face. La mandibule est mobile et attachée au crâne par deux articulations dites temporo-mandibulaires*. Elle est susceptible de mouvements d'abaissement et d'élévation, de mouvements sur le côté (diduction*) et vers l'avant (propulsion*) : la mastication, la phonation et l'élocution résultent d'une combinaison de ces divers mouvements.

Les mâchoires sont constituées de deux couches superposées d'os : l'os alvéolaire*, dans lequel sont enchâssées les dents, et l'os squelettique*, qui constitue le maxillaire et la mandibule. Si l'on extrait une dent, l'os qui forme l'alvéole

Figure 1 : Anatomie des mâchoires.

Le maxillaire constitue la mâchoire supérieure. La mâchoire inférieure ou mandibule est attachée au crâne par les articulations temporo-mandibulaires.

On remarque également les obstacles anatomiques à la pose d'implants : les sinus maxillaires et les fosses nasales au maxillaire, le nerf dentaire inférieur à la mandibule. Ces structures sont exposées surtout lorsque l'édentement est ancien, ce qui a favorisé la résorption de l'os alvéolaire.

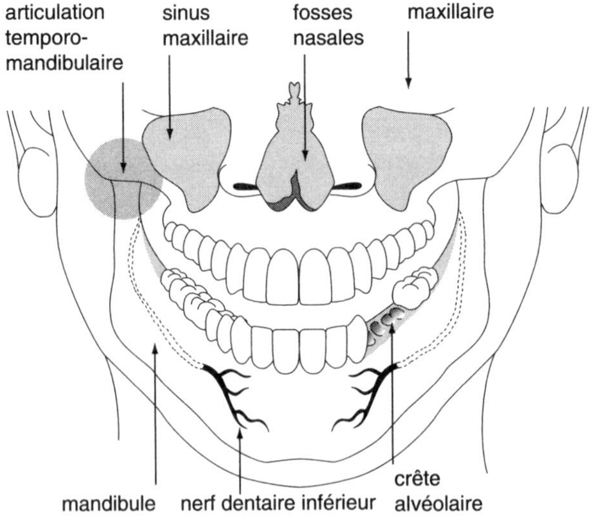

se résorbe lentement. Dans les cas extrêmes, la fonte osseuse peut concerner la totalité de l'os alvéolaire et mettre à nu l'os squelettique, lequel est beaucoup moins affecté par ce processus de résorption.

Par ailleurs, dans l'os squelettique, on distingue deux sortes d'os : l'os cortical*, très dur, qui se trouve au niveau des parois du maxillaire et de la mandibule, et l'os spongieux*, beaucoup plus mou, de la consistance d'une éponge, qui emplit le corps du maxillaire et celui de la mandibule.

Chez l'homme adulte, chacune des mâchoires est dotée de 32 dents se distribuant en deux arcades, l'une supérieure ou arcade maxillaire, l'autre inférieure ou arcade mandibulaire. L'arcade maxillaire est plus large que la mandibulaire et vient recouvrir cette dernière comme un couvercle de boîte. Lors de la fermeture de la bouche, les dents de l'arcade mandibulaire s'articulent avec celles de l'arcade maxillaire, déterminant l'occlusion dentaire*. Une occlusion idéale est définie par un engrènement parfait, sans espace entre les dents (fig. 2).

Chaque arcade dentaire comporte, d'avant en arrière, deux incisives centrales, deux incisives latérales, deux canines, quatre prémolaires et six molaires, dont les plus postérieures sont appelées dents de sagesse.

Figure 2 : Agencement des dents (A) et occlusion dentaire (B).

Chaque mâchoire est dotée de 16 dents. Normalement, lors de la fermeture de la bouche, les dents s'articulent entre elles, définissant une occlusion dentaire bien engrenée, sans espace entre les dents.

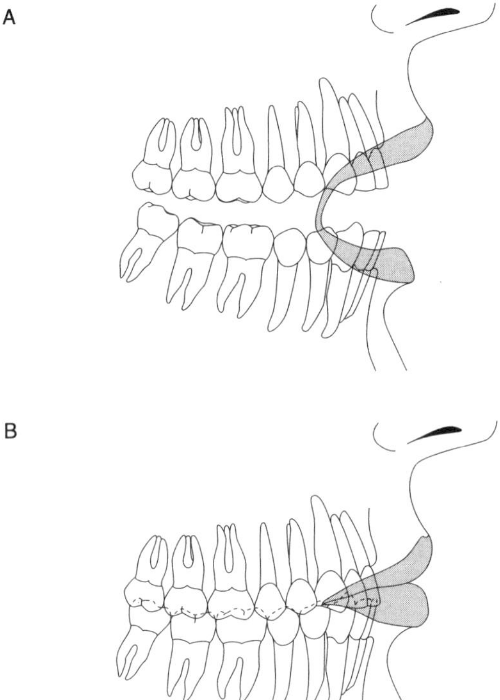

Anatomie des dents

Une dent, ou odonte, se compose de trois parties (fig. 3) : la couronne (à ne pas confondre avec la couronne prothétique en métal ou en céramique), la (ou les) racine(s) et la pulpe. La dent est enchâssée dans l'os ; la jonction entre l'os et la dent est assurée par le ligament parodontal. Ce dernier, associé à la gencive et à l'os environnant, forme le parodonte*.

COURONNE

La couronne est la partie visible de la dent au dessus de la gencive. Elle est constituée de dentine* et revêtue d'émail*, lequel confère à la dent sa résistance et son étanchéité. Sa face fonctionnelle occlusale* ou triturante, en contact avec la dent correspondante de la mâchoire opposée, n'est pas lisse : selon la dent considérée, on observe des dépressions ou des saillies, les cuspides*.

RACINE

La racine est également formée de dentine et recouverte de cément*. Les incisives et les canines ne présentent, en général, qu'une seule racine ; les prémolaires en possèdent une ou deux ; enfin, les molaires en possèdent le plus souvent trois. La racine représente entre 30 et 50 % de la hauteur globale de la dent.

Figure 3 : Anatomie de la dent.

La dent comporte trois parties : la couronne, partie visible de la dent, constituée de dentine est recouverte d'émail ; la racine, enchâssée dans l'os alvéolaire, est formée de dentine et tapissée de cément ; le canal, creusé dans la dentine, contient la pulpe formée de nerfs et de vaisseaux. La jonction entre l'os et la racine se fait par l'intermédiaire du ligament parodontal.

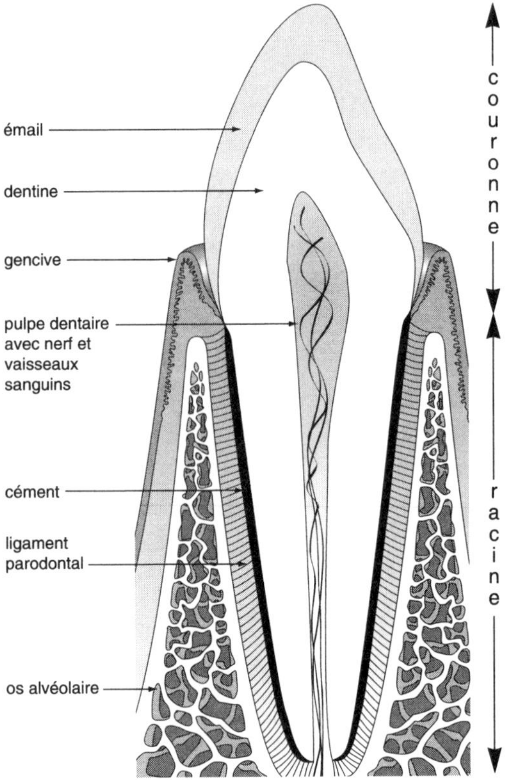

PULPE

La pulpe siège dans la partie centrale de la dent. Elle contient des rameaux nerveux qui véhiculent les influx déterminant la sensibilité de la dent et des vaisseaux qui apportent vers l'organe dentaire les éléments nécessaires à son métabolisme*. Seule la dentine est sensible : elle est parcourue par de fins tubules qui transmettent l'information douloureuse. L'émail, élément totalement inerte, est dépourvu de capacités sensitives.

Une dent est dite pulpée lorsque sa pulpe est vivante, protégée par la dentine. Lorsque cette protection est altérée, la pulpe est mise à nu, ce qui engendre des douleurs, par stimulation des rameaux nerveux, et un risque d'infection. Dans ce cas, le chirurgien-dentiste procède à une large ouverture de la cavité pulpaire, enlève nerfs et vaisseaux et obture les canaux de façon étanche afin de prévenir l'infection ; c'est le traitement canalaire. La dent est alors dite dévitalisée ou dépulpée ; elle est très fragile mais reste fonctionnelle si sa couronne a été bien reconstituée.

LIGAMENT PARODONTAL

La jonction entre le cément qui recouvre la racine dentaire et l'os alvéolaire est appelée ligament parodontal* ou desmodontal. Cette structure est dotée d'élasticité et confère à la dent un certain degré de mobilité par rapport à l'os dans lequel elle est implantée.

Ce ligament est pourvu de propriétés mécaniques qui permettent une adaptation de la dent naturelle aux tâches qu'on lui assigne. Cette élasticité dans l'os de soutien est sollicitée lors de la mastication d'aliments durs, lors de serrements dentaires importants (stress...). À long terme, elle permet des variations minimes de la position de la dent sous l'effet de modifications des contacts dentaires, par suite de changements de forme de la dent naturelle ou de la perte de la dent antagoniste.

Il existe enfin au sein du ligament parodontal des récepteurs qui transmettent des informations et permettent le réglage de la force de la contraction musculaire. Au niveau cérébral, ces informations sont intégrées et transmises aux centres commandant les muscles. Ceci évite les contractions trop importantes ou prolongées et prévient tout autant les lésions dentaires par compression que l'hyperactivité musculaire, source de contractures douloureuses.

PARODONTE

L'ensemble des tissus de soutien de la dent : gencive, ligament parodontal, os alvéolaire, constitue le parodonte. C'est la détérioration de ce parodonte qui provoque les saignements et le "déchaussement" des dents, correspondant, en réalité, à la disparition progressive du ligament, de l'os et de la gencive.

Fonctions des dents

Selon leur situation, les dents ont plusieurs rôles : esthétique, phonétique et fonctionnels.

ESTHÉTIQUE

Le sourire découvre généralement les incisives centrales et latérales, les canines et parfois les premières et deuxièmes prémolaires. Ces dents participent donc à l'aspect esthétique du visage. En revanche, les dents situées sur la mandibule sont généralement moins visibles.

L'implantation des dents antérieures sur le maxillaire conditionne le soutien de la lèvre et influence également le sourire. En cas de malpositions, il est possible de les corriger par de l'orthodontie*[1].

PHONATION

Lors de l'élocution, la langue prend appui sur la face postérieure des incisives et des canines (surtout les incisives supérieures). Selon la forme et l'inclinaison de ces dents, certains mots sont plus ou moins difficiles à prononcer.

1, Cf. dans la même collection l'ouvrage de Gilles Bourgoin, *Les dents du sourire et de la nutrition*.

FONCTIONS

Mastication

La mastication est la première phase de la digestion, indispensable à une ingestion correcte des aliments. Dans ce processus, chaque dent a un rôle précis : les incisives coupent les aliments, les canines les déchirent, les prémolaires et les molaires les broient.

Chaque dent a un coefficient masticatoire. Il en résulte que la perte ou l'absence d'une dent altère le pouvoir masticatoire d'un individu et rompt l'équilibre naturel. Les dents conservées se trouvent alors surchargées ; c'est l'hyperfonction. De plus, les dents bordant l'édentement, qui perdent leur support latéral, risquent de se déplacer lentement vers l'espace laissé vide et de devenir mobiles. La dent de l'arcade antagoniste située à l'aplomb de la dent manquante va, elle aussi, avoir tendance à bouger. Toutes ces modifications altèrent la mastication et peuvent avoir des conséquences musculaires et articulaires.

Guidage mandibulaire

Lors de la fermeture de la bouche, la mandibule doit revenir à sa position initiale sous peine de problèmes articulaires et musculaires. Ce rôle de guidage est assuré, d'une part, par les incisives maxillaires qui limitent les mouvements antérieurs de la mandibule et, d'autre part, par les canines maxillaires qui évitent un dérapage latéral. La détérioration ou l'absence de ces dents entraînent une sollicitation exagérée des muscles masticateurs, ce qui peut provoquer des douleurs musculaires à la face et au cou.

Calage mandibulaire

Les dents postérieures maxillaires et mandibulaires (molaires et prémolaires) ont un rôle majeur dans le calage de l'articulation de la mâchoire lorsque la bouche est fermée. La perte du calage postérieur peut susciter de nombreux troubles. Au plan dentaire, les dents antérieures restantes sont excessivement sollicitées, s'usent et risquent de se fracturer. Au plan gingival, cette hyperfonction entraîne un affaissement du parodonte et donc la diminution du support de la dent, conduisant à une forte mobilité. Au plan articulaire, des douleurs peuvent apparaître, liées soit à la compression articulaire, soit à l'hyperfonction des muscles qui tentent de la prévenir.

Traumatismes

Les traumatismes affectant les dents sont les fractures, les usures et les mobilités.

FRACTURES

Peu fréquentes sur les dents vivantes, les fractures sont la conséquence de chocs violents (coups, chutes). Les dents dépulpées (dévitalisées), plus fragiles, peuvent se fracturer pour les mêmes raisons mais également sous l'effet de la mastication en cas d'hyperfonction ou encore lors de grincements dentaires (bruxisme*).

Si le trait de fracture ne concerne que la couronne de la dent, celle-ci peut être reconstituée. Si la racine est impliquée l'extraction peut être envisagée. Plus discrètes, certaines fêlures, source de douleurs inexpliquées, peuvent compromettre le sort de la dent.

USURE

En cas d'usure, des surfaces planes, ou facettes d'abrasion, apparaissent sur la face occlusale des dents.

L'usure physiologique se manifeste par des facettes d'abrasion de petite étendue. En revanche, en cas de déséquilibre lors de l'occlusion ou de fonctions anormales (bruxisme*), le frottement répété des surfaces d'émail entraîne la disparition de celui-ci et la mise à nu de la dentine (moins dure), qui s'use plus rapidement ; les facettes sont plus nombreuses et plus étendues. Cette situation doit être examinée avec attention et prise en charge.

Le phénomène conduit à envisager des reconstitutions partielles ou totales de la couronne selon l'avancée du processus d'usure.

MOBILITÉS

Les mobilités sont consécutives à une diminution du support parodontal.

En cas d'infection, la présence de bactéries au contact de la gencive entraîne une inflammation qui, dans un premier temps, reste limitée ; son premier signe est le saignement de la gencive entre les dents (papille gingivale*). Non traitée, cette inflammation se développe en direction de l'os, provoquant la disparition de ce dernier : l'apparition d'un vide dans le parodonte entraîne l'instabilité de la dent qui devient mobile.

Une couronne mal ajustée, une restauration dentaire trop volumineuse ou une sollicitation trop importante lors de la mastication (contact prématuré) intervenant dans un tel contexte bactérien accélèrent la mobilité dentaire.

Infections

Les pathologies infectieuses peuvent concerner la dent ou le parodonte.

ATTEINTES DES DENTS

Ces atteintes sont le fait de la maladie carieuse (fig. 4). La carie est une maladie bactérienne qui peut concerner toutes les dents quel que soit leur état, la dent vivante ou

Figure 4 : Processus d'installation de la carie.

La carie est une affection bactérienne qui évolue en trois stades :

– premier stade : attaque de l'émail dans les zones les moins concernées par le brossage (fond des sillons, espace entre les dents), ce stade est indolore ;

– deuxième stade : perforation de la couche d'émail et exposition de la dentine, la douleur apparaît ;

– troisième stade : l'atteinte et la contamination bactérienne de la pulpe aboutissent à la constitution d'un abcès osseux, la douleur est vive, lancinante.

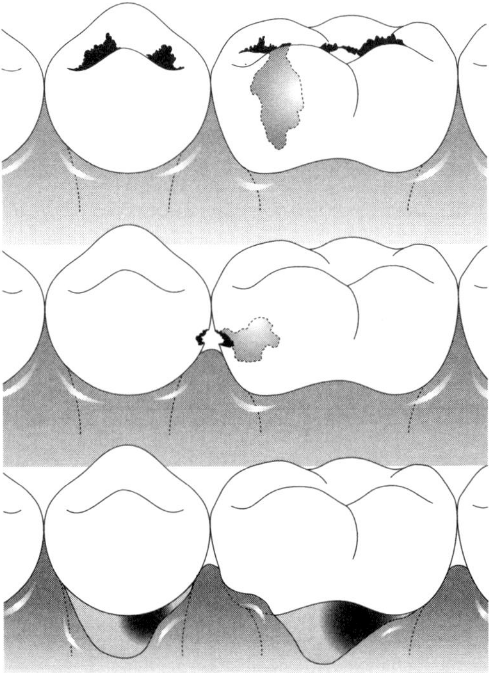

dépulpée[1]. Elle se caractérise par une attaque de la couche d'émail qui enveloppe la couronne dentaire dans les zones les moins concernées par le brossage (au fond des sillons et entre les dents). La douleur peut ne pas être ressentie à ce stade, la couche d'émail n'étant pas sensible. Une fois cette couche d'émail perforée, la dentine est exposée à l'attaque bactérienne. La douleur est alors vive ; les différences de température et la consommation d'aliments sucrés l'accroissent. Si aucune thérapeutique n'est mise en place, la lésion progresse, un pan de la dent peut se fracturer. Lorsque la cavité carieuse atteint la proximité immédiate de la pulpe, cette dernière, contaminée par les bactéries, réagit violemment ; une vive douleur lancinante se fait ressentir.

En l'absence de traitement conservateur, l'infection résultante peut provoquer une destruction de la pulpe (nécrose pulpaire) et la constitution d'un abcès. De fortes douleurs pulsatiles permanentes, un œdème* et une fièvre élevée sont généralement les signes caractéristiques de ce stade ultime.

L'atteinte de la pulpe impose le traitement de la racine par obturation du ou des canaux.

AFFECTIONS PARODONTALES

Excellents témoins de la santé, les gencives peuvent révéler certaines affections de l'organisme. La plus connue

---

1, Cf. dans la même collection l'ouvrage de Frédéric Courson, Marguerite-Marie Landru et Jacques Gerval, *La carie dentaire*.

d'entre elles, bien qu'exceptionnelle de nos jours, est le scorbut*, caractérisé par le déficit en vitamine C. Un autre exemple en est la gingivite gravidique qui affecte la femme en situation de grossesse, marquée par des saignements des gencives qui disparaissent après l'accouchement.

Les atteintes locales ont souvent une cause bactérienne, mais les signes et les conséquences au niveau du parodonte sont accrus par des traumatismes suscités par une couronne mal ajustée ou par une restauration trop volumineuse. De même, un point de contact défaillant entre deux dents, qui provoque un bourrage alimentaire, a pour conséquence une inflammation du parodonte ; s'il s'ajoute, par manque d'hygiène, une infection bactérienne, les phénomènes locaux s'accélèrent et s'étendent pour provoquer une maladie parodontale diffuse.

Les signes cliniques sont au premier stade une rougeur des papilles gingivales interdentaires, au deuxième stade un saignement lors du brossage, au troisième stade des saignements spontanés et au quatrième stade une mobilité des dents (fig. 5).

Dès la fin du premier stade, une mauvaise haleine s'installe. La disparition progressive de l'os est alors attestée par l'apparition de cavités entre la gencive et la racine, visibles à la radiographie. Ces cavités, dites poches parodontales, sont mesurées cliniquement à l'aide de sondes millimétrées.

Figure 5 : La maladie parodontale.

Évoluant en plusieurs phases, elle se caractérise par une inflammation gingivale et une fonte osseuse de plus en plus marquées.
La disparition du ligament parodontal, qui en est la conséquence, explique l'apparition de poches entre la gencive et la racine.
Ces poches parodontales sont mesurées cliniquement à l'aide d'une sonde millimétrée. Les dents se déchaussent progressivement.
Trois stades sont représentés : lésions débutantes, modérées et majeures.

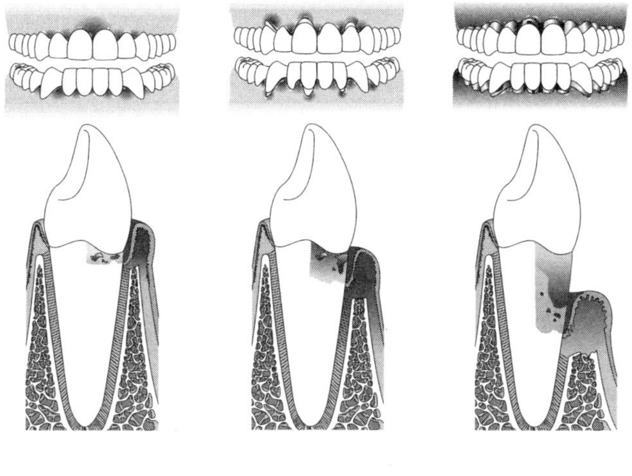

Complications dues aux maladies des dents

Les complications potentielles sont nombreuses, avec des manifestations dont l'origine dentaire n'est pas toujours évidente. Suivant l'éloignement par rapport à la dent, ces complications sont loco-régionales ou générales.

COMPLICATIONS LOCO-RÉGIONALES

Une occlusion dentaire défectueuse (engrènement mal adapté) peut créer une instabilité, des grincements des dents et une fatigue musculaire, déclenchant des maux de tête souvent confondus avec des migraines : une migraine sur trois est d'origine dentaire.

Les articulations temporo-mandibulaires situées à proximité de l'oreille peuvent être comprimées ou mal positionnées, suscitant alors des claquements ou des craquements à ce niveau, une difficulté d'ouverture de la bouche et parfois même son blocage. Des douleurs, des sifflements d'oreille (acouphènes*) amènent souvent à consulter un oto-rhino-laryngologiste. L'absence de maladie dans la zone de la gorge, des oreilles et du nez doit faire soupçonner un trouble de l'occlusion dentaire. Un dentiste spécialiste, l'occlusodontiste*, prend alors en charge le traitement ; il intervient au niveau des articulations, des muscles de la mastication et des dents.

COMPLICATIONS GÉNÉRALES

Des foyers inflammatoires ou infectieux d'origine dentaire peuvent entraîner des complications d'ordre général concernant le cœur (greffe microbienne sur des valves cardiaques), les yeux (infections de la conjonctive, de l'uvée ou de la cornée), le nez, les sinus (sinusite maxillaire unilatérale à répétition) tout autant que d'autres parties du corps (tendinite inexpliquée, perte de cheveux...).

2. Implants dentaires

L'implantologie est une discipline médico-chirurgicale qui consiste à introduire un corps étranger dans l'organisme humain pour remplacer un organe absent ou déficient. C'est le cas du cœur artificiel en cardiologie, des prothèses de hanche en orthopédie, des implants cornéens en ophtalmologie ou des implants dentaires en dentisterie. Ce corps artificiel s'appelle un implant.

Les implants dentaires doivent être considérés comme des racines artificielles placées dans la mâchoire de personnes qui ont perdu leurs dents. Ainsi, par définition, ils ne s'envisagent que dans les cas où la restauration dentaire concerne une ou des dents dont les racines n'existent plus. La mise en place de la racine implantaire dans l'os impose une intervention chirurgicale.

Les implants dentaires permettent de construire des prothèses dentaires fixes ou de stabiliser des prothèses amovibles. Ces racines artificielles sont stables, fonctionnelles et autorisent la réalisation de prothèses dont l'esthétique est très satisfaisante. Leur développement a apporté des solutions à des problèmes jusque-là difficiles ou impossibles à résoudre. Ils contribuent à transformer radicalement la vie de patients handicapés par leur absence de dents et qui ne peuvent tolérer une prothèse amovible.

Historique

Longtemps, l'implantologie a été mal considérée et méconnue par les dentistes et par les patients. Ce domaine de la dentisterie ne reposait que sur des expérimentations cliniques, et non sur un travail de recherche. Plusieurs techniques ont successivement été utilisées.

Le premier système était constitué d'aiguilles de métal fichées dans l'os, dénommées implants-aiguilles. Ces aiguilles étaient placées de façon divergente et traversaient la gencive. Sur le treillis ainsi constitué venait s'adapter une ou plusieurs couronnes prothétiques.

Devant les échecs réitérés des implants-aiguilles et leurs conséquences souvent catastrophiques, d'autres systèmes ont été développés. Tous présentent en commun un axe traversant la gencive et un moignon destiné à servir d'ancrage à la prothèse. Ils diffèrent par leur mode d'ancrage dans l'os. Pour les implants-lames, cette partie est une lame glissée dans l'os après réalisation d'une tranchée soit sur le bord libre de la crête osseuse, soit latéralement sur la face externe. Pour les implants juxta-osseux, il s'agit d'une plaque simplement posée contre l'os sous la gencive.

Tous ces systèmes ont été progressivement abandonnés du fait de leur faible fiabilité à moyen et long terme. De plus, dans tous les cas, l'ablation de l'implant implique une perte importante du capital osseux, compromettant non seulement la pose de nouveaux implants mais parfois même la réalisation d'une prothèse amovible.

Implantologie moderne

TRAVAUX DE BRANEMARK

L'implantologie moderne est basée sur les travaux de Per-Ingvar Branemark, chercheur suédois, chirurgien orthopédiste de formation.

Dans les années 1950, Branemark a constaté, en étudiant le processus de cicatrisation osseuse, que le tissu osseux vivant tolérait un matériau, le titane, sans qu'aucun processus de rejet ne soit observé. De plus, l'os avait la capacité de se "lier" à cet élément métallique, de l'intégrer en se développant autour de lui. Ce phénomène, nommé ostéo-intégration*, confère à l'implant de titane une grande stabilité dans l'os ; une fois ce processus instauré, l'ablation de l'implant impose de découper l'os autour de l'implant.

L'ostéo-intégration connaît des applications pratiques dans des domaines très variés, comme la mise au point de prothèses auditives directement accrochées sur l'os ou le développement de prothèses faciales (nez, œil, joue, lèvres...) ancrées sur les structures osseuses restantes pour restaurer un visage altéré après un accident ou une intervention chirurgicale du fait de la survenue d'un cancer...

Au niveau dentaire, pour que l'ostéo-intégration d'un implant se fasse, plusieurs critères sont requis. L'implant doit présenter une surface de contact étendue avec l'os, la forme optimale semblant être la vis. Sa mise en place doit se faire de façon strictement aseptique, toute infection compromettant le développement d'os autour de l'implant en titane. Enfin, l'os recevant l'implant ne doit subir qu'un traumatisme minimal, afin de ne pas perturber la cicatrisation osseuse.

IMPLANT DE BRANEMARK

L'implant de Branemark est constitué de trois étages vissés entre eux et démontables (fig. 6).

Le premier étage est la racine implantaire, qui a la forme d'une vis creuse en titane pur ; son sommet est surmonté d'une tête hexagonale sur laquelle se visse le deuxième étage.

Le deuxième étage est le pilier qui traverse la gencive. Celui-ci est toujours vissé sur l'implant.

Le troisième étage est l'élément prothétique : dent (en résine ou en céramique) ou système d'accrochage d'une prothèse amovible (barre, boutons-pression ou aimants), qui peuvent être vissés ou scellés. Le démontage est ainsi possible sans être obligé d'extraire l'implant et, selon les cas, la prothèse dentaire ou le système d'ancrage.

Figure 6 : Coupe schématique d'un implant de Branemark, comparaison entre la dent naturelle et la prothèse supportée par un implant.

L'implant de Branemark comporte trois étages : une vis introduite dans l'os, un pilier prothétique et une prothèse.
La différence fondamentale entre la dent naturelle et l'implant réside dans l'absence, dans le cas de l'implant, du ligament parodontal qui confère à la dent naturelle une certaine élasticité dans son tissu de soutien osseux.

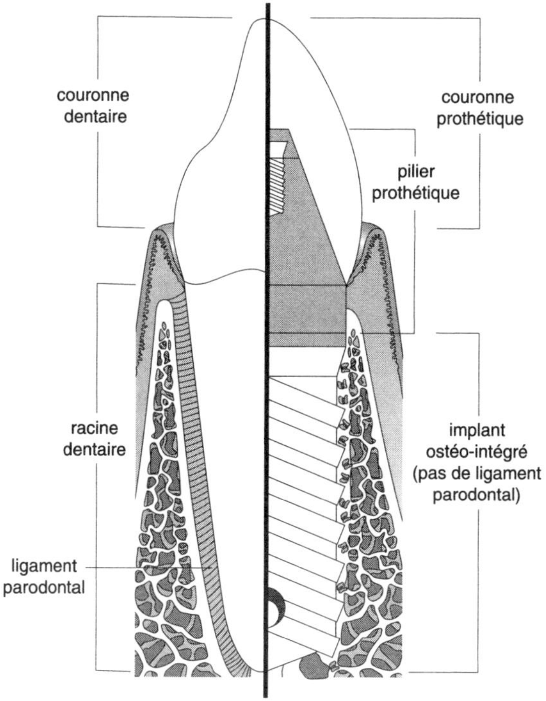

Chez l'homme, les premiers implants dentaires de Branemark furent mis en place en 1965. Cette technique fut tout d'abord utilisée pour corriger des édentations complètes, puis progressivement appliquée à des traitements de plus en plus sophistiqués, comme la stabilisation de prothèses amovibles ou la restauration de plusieurs dents adjacentes puis de dents isolées.

AUTRES SYSTÈMES IMPLANTAIRES

La plupart des systèmes implantaires actuellement commercialisés (3i®, Eurotechnika®, Denar®, Corevent®...) sont largement inspirés de l'implant décrit et testé par Branemark. En vue d'obtenir une ostéo-intégration, l'implant est enfoui dans l'os puis mis en fonction ultérieurement, d'où la nécessité de deux étapes chirurgicales. Les seules modifications apportées par certaines sociétés concernent la forme (cylindre) et le revêtement de l'implant (os de synthèse, collagène...). Mais il ne semble pas que ces modifications soient déterminantes ni ne confèrent à ces implants une plus grande fiabilité. Dans tous les cas, le recul est encore insuffisant pour pouvoir les juger définitivement.

Un système implantaire mérite néanmoins une mention particulière : l'implant ITI. Développé en Suisse par l'Institut Straumann dans les années 1960, sans concertation avec l'équipe suédoise, cet implant a la forme d'une vis plus sobre que celle de Branemark. Il présente la particularité de ne nécessiter qu'une seule intervention chirurgicale, mais là encore, la mise en fonction est différée jusqu'à l'obtention de l'ostéo-intégration.

Un consensus est donc maintenant établi sur les qualités requises pour l'implant idéal : il s'agit d'une vis de titane mise en place de façon non traumatique pour permettre une ostéo-intégration. Le problème de la tolérance et de la fiabilité à long terme de l'implant dans l'os étant résolu, les recherches en cours sont axées sur la mise au point de systèmes prothétiques de plus en plus esthétiques.

Différences entre la dent et l'implant dentaire

Au niveau fonctionnel, la différence majeure entre la dent et l'implant dentaire est représentée par le ligament parodontal : assurant la jonction entre la dent naturelle et l'os, il n'existe pas dans le cas de l'implant (fig. 6). Ainsi, une dent naturelle peut-elle s'adapter à une modification mineure de l'occlusion dentaire. L'implant fiché dans l'os en est incapable, d'où l'importance d'élaborer une prothèse parfaitement équilibrée, les mauvais réglages exposant aux risques de fracture ou d'usure prématurée selon les matériaux utilisés.

3. Indications des implants

Faut-il remplacer les dents ?

L'absence d'une ou de plusieurs dents doit obligatoirement être compensée. On comprend aisément cette nécessité pour une "dent du sourire" (cf. chap. 1), mais il ne faut pas oublier que les dents sur une arcade sont à l'image d'une palissade de bois : si l'une des parties de la palissade vient à disparaître, l'ensemble se modifie et les éléments qui la constituent vont se coucher dans l'espace laissé libre.

À l'échelle buccale, ces modifications peuvent avoir des répercussions importantes, notamment l'altération des dents voisines et des tissus gingivaux avoisinants, la modification de l'articulé dentaire, l'apparition de douleurs articulaires ou musculaires...

Plusieurs options s'offrent au patient et au praticien. Un rapide aperçu des différentes techniques applicables permet de préciser leurs avantages et leurs inconvénients respectifs.

Remplacement d'une ou de plusieurs dents

Trois solutions prothétiques peuvent être discutées : le bridge*, la prothèse amovible partielle et la prothèse sur implants.

BRIDGE

Le bridge, terme anglo-saxon passé dans le langage courant, est un véritable pont disposé pour combler le vide créé par l'absence d'une ou de plusieurs dents : il comporte au minimum deux piliers (les dents de part et d'autre de l'édentement) et une travée (remplaçant la ou les dents manquantes). La réalisation d'un bridge classique nécessite toujours une préparation des dents piliers, même si celles-ci sont parfaitement saines. Deux types de bridges peuvent être proposés : le bridge conventionnel et le bridge collé. Le choix entre ces deux types de prothèses, d'élaboration complètement différente, dépend de nombreux facteurs : situation, nombre de dents à reconstituer, état des dents bordant la zone édentée...

Pour le bridge conventionnel (fig. 7 A & B), la prothèse est constituée de la ou des dents à remplacer et de couronnes destinées à être scellées sur les dents de soutien. Sa mise en place impose une mutilation importante des dents piliers : les dents sont réduites et doivent parfois être dépulpées.

Figure 7 : Divers modèles de bridges.

A, B, bridges conventionnels destinés à remplacer une (A) ou plusieurs (B) dents et prenant appui sur les dents adjacentes.
Plus le bridge est étendu, plus grand doit être le nombre de piliers et donc de dents préparées.
C, bridge collé. La prothèse est munie de deux ailettes permettant de la fixer à la face non visible des dents collatérales, dont la mutilation est donc limitée.
(Reproduit avec l'autorisation de la société Nobel Biocare.)

A

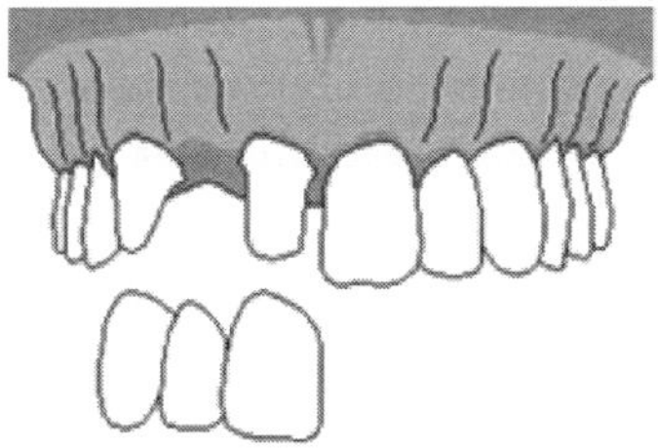

B

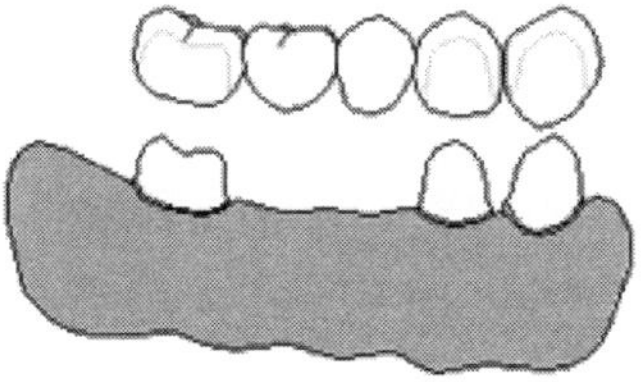

C

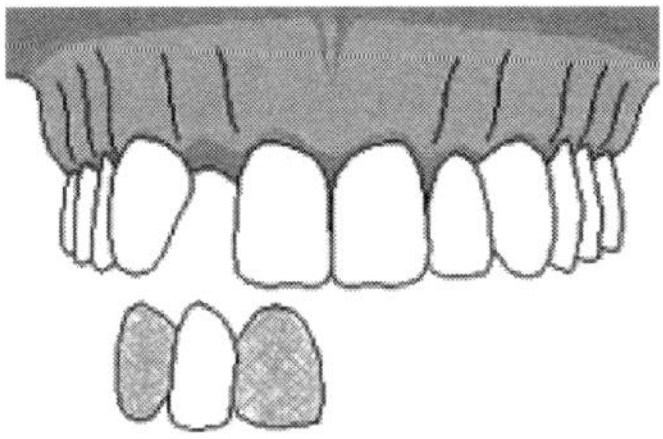

Lorsque les piliers sont de taille suffisante, l'appui peut se réduire à une incrustation (de préférence en or) préparée dans le volume de la (ou des) dent(s) support(s) ; cette incrustation est dénommée *onlay**. Le bridge conventionnel constitue une technique classique, fiable et esthétique, mais onéreuse car elle est longue à réaliser et requiert des matières premières de coût élevé.

Le bridge collé prend appui sur des dents qu'il n'est pas besoin de mutiler de façon importante (fig. 7C) : il n'impose qu'une réduction très limitée de la couche d'émail des dents piliers, qui sont ainsi conservées vivantes. La prothèse est composée de la dent à remplacer et d'ailettes permettant le collage à la face non visible des dents de soutien. Cette technique rapide mais difficile doit être pratiquée par des praticiens expérimentés et ne s'envisage que pour le remplacement d'une seule dent. Comportant un risque de décollements répétés, ses indications sont limitées.

PROTHÈSE AMOVIBLE PARTIELLE

Lorsque les piliers ne sont pas suffisamment résistants pour soutenir un bridge ou lorsqu'ils sont en nombre insuffisant, le remplacement des dents doit se faire par une prothèse amovible partielle (fig. 8). Ce type de prothèse comprend, en général, une partie métallique très fine, plaquée sur le palais (fig. 8A) ou passant sous la langue, et une partie en résine, qui supporte les dents prothétiques. Cette prothèse est maintenue en place par des crochets prenant appui sur

Figure 8 : Prothèses amovibles partielles que le patient retire à son gré.

A, remplacement d'une dent maxillaire, avec plaque métallique passant sur le palais et crochets de fixation ;
B, remplacement de dents mandibulaires ; les crochets de fixation sont apparents lorsque la prothèse est en place.
(Reproduit avec l'autorisation de la société Nobel Biocare.)

A

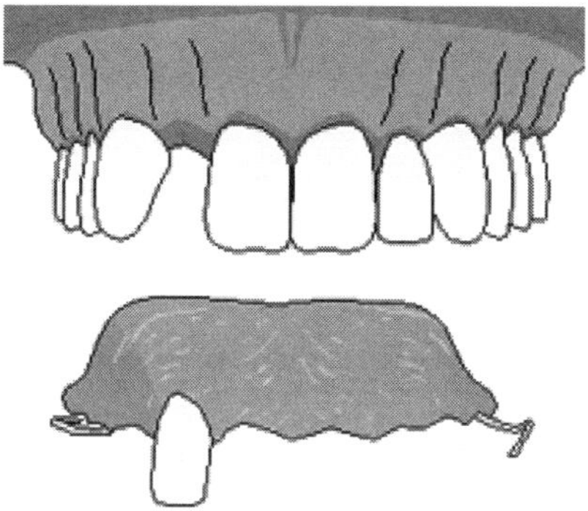

B

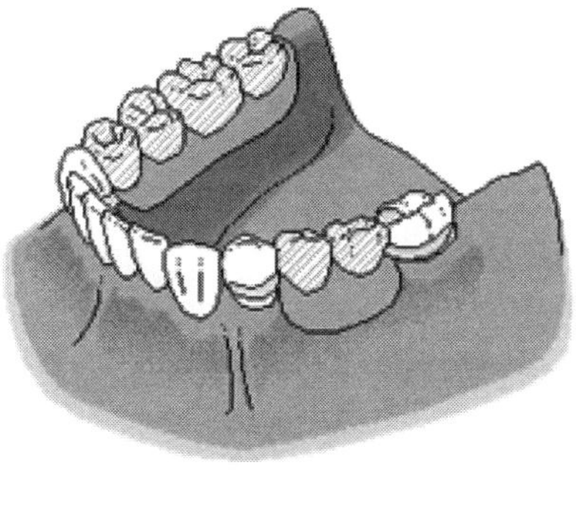

les dents qui bordent l'édentement (fig. 8B) ; le patient doit la retirer pour la nettoyer.

La prothèse amovible partielle présente l'avantage majeur d'être peu coûteuse. En revanche, elle entraîne souvent un retentissement psychologique du fait de son amovibilité. C'est une solution encombrante, que l'appui mixte – dentaire (dents avoisinantes) et gingival – ne parvient pas toujours à stabiliser parfaitement. Au maxillaire, la visibilité des crochets la rend inesthétique.

Remplacement de toute la denture

La prothèse amovible totale (fig. 9) permet le remplacement de toutes les dents d'une arcade. C'est une technique qui procure un résultat esthétique parfait et la seule qui permette de restaurer le support de la lèvre, toujours altéré lors de la perte des dents. Les prothèses, dans ces cas, sont entièrement en résine. Elles sont maintenues sur la muqueuse par un phénomène de dépression.

Les résultats sont très probants au maxillaire (fig. 9A), mais la prothèse entraîne une perte de la sensation gustative du fait de la présence d'un palais artificiel, perturbe parfois l'élocution et peut susciter des réflexes nauséeux du fait de son encombrement et de la proximité du voile du palais.

Figure 9 : Prothèses amovibles totales conventionnelles permettant de remplacer toutes les dents d'une arcade.

A, arcade supérieure ; B, arcade inférieure.

(Reproduit avec l'autorisation de la société Nobel Biocare.)

A

B

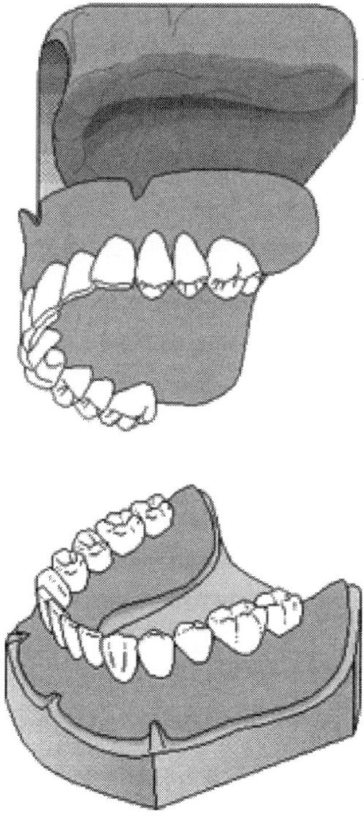

En revanche, les prothèses mandibulaires (fig. 9B) sont souvent moins stables.

Pour les deux arcades, l'amovibilité de la prothèse en gêne la tolérance psychologique. Pour en augmenter la stabilité, il est possible d'utiliser des systèmes de rétention (barre, boutons-pression, aimants) ancrés sur des implants.

Indications actuelles des implants

Les implants ont trois principales indications : la restauration des édentements bordés de dents saines, celle des édentements postérieurs et la stabilisation des prothèses amovibles complètes.

ÉDENTEMENTS BORDÉS DE DENTS SAINES

Quel que soit le nombre de dents manquantes, la mise en place d'implants permet d'épargner les dents situées de part et d'autre de l'édentement, comme l'aurait exigée la réalisation d'un bridge conventionnel. De plus, dans le cas de la perte de plusieurs dents, les implants permettent d'éviter de recourir à des bridges de longue portée, souvent fragiles.

ÉDENTEMENTS POSTÉRIEURS

L'absence de dents postérieures interdit l'élaboration d'un bridge conventionnel, du fait de l'absence de pilier postérieur, et impose la réalisation d'une prothèse amovible, mal tolérée par le patient. La mise en place d'implants permet l'élimination de cette prothèse amovible et la restauration de l'arcade par des prothèses fixées.

PROTHÈSES AMOVIBLES COMPLÈTES

La stabilisation d'une prothèse amovible complète mandibulaire, laquelle est habituellement très instable, constitue une parfaite indication pour les implants. Dans les cas de prothèse amovible complète maxillaire, les implants permettent de réduire, voire d'éliminer les "faux palais".

Âge limite de l'implantation

La mise en place d'implants dentaires est possible dès la fin de la croissance, soit 15 à 18 ans.

Il n'existe pas de limite supérieure en dehors des contre-indications liées à l'acte chirurgical.

Quand la pose d'implants dentaires est-elle envisageable ?

Les implants dentaires peuvent améliorer durablement la qualité de vie, mais ils ne sont pas indiqués dans tous les cas (tabl. I). De plus, le patient doit participer activement à

Tableau I : Êtes-vous candidat à la pose d'implants dentaires ?

Ce test peut vous aider à déterminer si vous pouvez attendre des implants dentaires une amélioration substantielle de votre denture.

1- Portez-vous une prothèse qui ne tient pas ou qui est mal adaptée ?

2- Votre prothèse amovible partielle ou totale vous gêne-t-elle lorsque vous mangez ?

3- Les dents piliers de votre bridge se déchaussent-elles ou bougent-elles ?

4- Vous sentez-vous mal à l'aise lorsque vous souriez du fait de dents manquantes ou de prothèses que vous supposez être mal adaptées ?

5- Si vous avez une prothèse amovible partielle ou totale, vous arrive-t-il de ne pas la porter ?

6- Vous sentez-vous capable d'être patient et d'attendre de trois à douze mois pour que l'ensemble de la procédure implantaire soit achevée ?

7- Êtes-vous prêt à consacrer un surplus de temps à l'entretien de votre denture ?

8- Êtes-vous disposé à vous faire suivre très régulièrement par votre dentiste traitant ?

Plus vous avez répondu par l'affirmative, plus les implants dentaires peuvent constituer une alternative de traitement prothétique dentaire pour vous.

Dans ce cas, une dernière question doit être posée : vos problèmes dentaires constituent-ils un handicap tel que vous soyez prêt à y investir temps et argent ?

---

son traitement : son implication durant et après le traitement implantaire est cruciale, car il devra s'astreindre à un entretien bucco-dentaire rigoureux et à des contrôles réguliers. Le degré de motivation fait donc partie intégrante des éléments à prendre en compte pour poser l'indication d'implants.

4. Bilan préopératoire

Une évaluation minutieuse est indispensable avant d'entreprendre un traitement comportant des prothèses sur implants. C'est par la confrontation des éléments fournis par trois bilans – médical, dentaire et osseux – que se déterminent l'indication implantaire, sa nature et le mode opératoire.

Bilan médical

Il n'existe aucune contre-indication absolue à la mise en place d'implant dentaire, en dehors des affections pouvant diminuer l'adhésion du patient à son traitement (trouble psychiatrique notamment).

Le bilan médical a donc pour but de rechercher un certain nombre d'affections susceptibles de perturber le déroulement de l'intervention ou de la cicatrisation. Ce sont l'alcoolisme, le tabagisme, le diabète et la déminéralisation osseuse (le plus souvent attribuable à la ménopause). Dans tous les cas où cela est envisageable, le traitement de ces maladies est mis en route avant de débuter le traitement implantaire : sevrage alcoolique ou tabagique, équilibration d'un diabète, traitement hormonal substitutif d'une ménopause...

Les troubles de la coagulation doivent également être dépistés et traités avant la mise en route du traitement. Les allergies, notamment aux médicaments (anesthésiques locaux, antibiotiques, antalgiques...), sont systématiquement recherchées.

Durant la grossesse, les anesthésies non impératives sont bannies et la mise en place d'implants dentaires doit être différée.

Bilan dentaire

Le praticien-prothésiste* évalue le nombre et la situation des dents à reconstituer. L'environnement dentaire est essentiel à apprécier : la qualité et le nombre de dents restantes sont évalués, ainsi que les caractéristiques du tissu de soutien, le type d'occlusion dentaire, le fonctionnement des articulations temporo-mandibulaires mais aussi celui des muscles masticateurs. Enfin, si le patient porte déjà des prothèses, il est utile d'analyser la façon dont elles remplissent leur rôle.

Des modèles en plâtre sont réalisés afin d'affiner cette étude. Ils sont le plus souvent montés sur un appareil qui permet de simuler le jeu de l'articulation de la mâchoire, un articulateur*, ce qui facilite l'analyse la plus réaliste possible de la situation dentaire.

Bilan osseux

Il importe d'évaluer le nombre et la situation des dents à restaurer. Mais la faisabilité des implants dépend uniquement de la quantité et de la qualité de l'os disponible à l'endroit où la reconstitution doit être réalisée. Pour la connaître, le spécialiste chirurgical doit recourir à des examens radiologiques.

Dans les cas où l'os fait défaut, c'est le chirurgien qui informe le patient de l'impossibilité d'une implantation ou qui lui propose des techniques dites d'augmentation du capital osseux, détaillées chapitre 5.

Examens complémentaires

Le bilan radiologique préopératoire en implantologie orale est déterminant. Il permet de préciser l'indication ainsi que la stratégie opératoire.

Les examens utiles au bilan radiologique pré-implantaire sont au nombre de trois : le panoramique dentaire, les examens par scanora* ou par scanner*, les simulations par ordinateur.

Les différentes techniques du bilan radiologique pré-implantaire ne sont pas concurrentes mais complémentaires et le spécialiste chirurgical précise lesquelles sont à employer.

D'une manière générale, le panoramique dentaire est indispensable mais insuffisant et doit être complété par un scanora en cas d'édentement localisé, ou si possible par un scanner, la méthode de référence.

PANORAMIQUE DENTAIRE

Le panoramique dentaire est un examen simple, peu coûteux et de réalisation systématique avant toute implantation, et de manière générale avant toute intervention chirurgicale sur les maxillaires.

Cet examen permet de visualiser toute la denture sur une seule image radiologique, de préciser le nombre de dents restantes ainsi que les racines résiduelles ou les dents incluses non visibles à l'examen clinique. Il fournit aussi une bonne estimation de la hauteur d'os disponible dans les régions édentées où l'on veut placer des implants. Cependant, le panoramique ne permet qu'une évaluation approximative de cette hauteur d'os, qui peut être remise en question par les autres examens radiologiques.

Certains obstacles anatomiques, qui doivent être évités lors de l'intervention (comme le nerf dentaire ou les sinus), ainsi que des anomalies à l'intérieur de l'os peuvent passer inaperçues ou être mal analysées. Enfin, le panoramique révèle les lésions de nature diverse, en particulier infectieuses, tumorales ou congénitales, pouvant exister au niveau des racines dentaires ou de l'os.

SCANORA

Le scanora est un appareil récent qui permet de réaliser des bilans radiologiques pré-implantaires complets en une seule séance. Il permet l'obtention de deux types d'images : d'une part, des panoramiques dentaires de haute qualité et, d'autre part, des coupes tomographiques*, c'est-à-dire des coupes radiologiques des mâchoires, selon un axe perpendiculaire à la courbure des maxillaires. Ces dernières permettent de visualiser sur une même image la hauteur et l'épaisseur de l'os.

Dans de nombreux pays (scandinaves en particulier), l'examen par scanora est l'unique examen nécessaire et suffisant au bilan pré-implantaire. Mais cet examen n'est utilisable qu'en cas d'édentement relativement localisé (absence de 5 à 6 dents au maximum) et ne peut l'être en cas d'édentement complet. En effet, la réalisation de coupes multiples rend l'examen très long, ce qui expose le patient à une irradiation supérieure à celle nécessaire pour réaliser un scanner.

SCANNER

Le scanner est depuis plusieurs années l'examen de référence du bilan radiologique pré-implantaire. Il est le seul examen à donner des mesures de précision millimétrique du volume osseux disponible, et ceci sans aucune déformation.

Le scanner fournit des coupes jointives selon un plan horizontal d'un millimètre d'épaisseur. Ces coupes permettent de préciser l'épaisseur et la hauteur de l'os, et donc de calculer un volume osseux intéressant soit le maxillaire, soit la mandibule. Ce volume osseux fait l'objet de reconstructions par ordinateur dans l'axe idéal d'implantation.

Les images sont obtenues grandeur nature ; l'épaisseur et la hauteur d'os sont mesurées directement à l'aide d'une simple réglette.

Le scanner permet de mesurer la densité de l'os spongieux, de préciser s'il existe ou non une déminéralisation de l'os (ostéoporose*) et d'apprécier l'épaisseur des bords supérieur et inférieur, formés d'os cortical (cf. chap. 1), qui peuvent constituer un appui pour l'extrémité des implants.

Seul le scanner révèle avec une totale fiabilité les obstacles anatomiques limitant la hauteur d'os disponible : pour la mandibule, le canal mandibulaire et le nerf dentaire inférieur ; pour le maxillaire, les fosses nasales et les sinus.

SIMULATION PAR ORDINATEUR

Cette simulation par ordinateur est réalisée à partir d'un scanner et permet d'étudier, avant intervention, la mise en place des implants afin de définir au mieux le volume osseux utile et la qualité de l'os dans le site précis où l'implantation doit être réalisée. Le logiciel utilisé calcule, en temps réel, la densité de l'os autour de l'implant dans son site prévu, ce qui s'avère important compte tenu de la grande variabilité de la qualité de l'os d'un site implantaire à un autre.

Tableau II : Plan de traitement.

Au terme du bilan, le spécialiste chirurgical et le praticien-prothésiste soumettent un plan de traitement à leur patient pour répondre aux questions suivantes

- les implants sont-ils indiqués ?
- quels sont leurs avantages et leurs inconvénients ?
- quelles sont les autres possibilités prothétiques ?
- des soins préalables sont-ils nécessaires (soins de gencives, mise en condition des articulations temporo-mandibulaires, traitement d'autres dents) ?
- l'os est-il en quantité suffisante ou des techniques chirurgicales particulières doivent-elles être envisagées ?
- quelle est la durée du traitement ?
- quelles sont les différentes phases prothétiques provisoires avant la prothèse définitive ?
- quels sont les risques et les complications potentiels des implants et des prothèses sur implants ?
- quel est le coût de l'ensemble du traitement ?

Avant d'entreprendre un traitement, le patient doit être en possession des réponses à ces questions ainsi que d'un devis détaillé des prestations des différents praticiens qui sont conduits à intervenir dans son traitement.

Coût du traitement

Lorsque l'indication de prothèse est posée et que la réalisation est possible, il convient pour le patient de connaître le coût global de l'ensemble du traitement ainsi que le montant du financement personnel (compte tenu de la participation des organismes sociaux et mutualistes ou d'assurances complémentaires). Ceci passe par l'établissement de devis pour les praticiens concernés, par l'évaluation du coût des examens complémentaires nécessaires ainsi que du montant des remboursements.

Il est capital pour un patient de rechercher une équipe parfaitement entraînée et ne pas hésiter à consulter plusieurs praticiens avant de se décider.

DEVIS

Préalable à toute intervention, le devis permet de renforcer la relation de confiance entre le patient et le praticien. Il traite à la fois de la prothèse elle-même et du geste chirurgical. Il précise la nature des travaux et les dents concernées. Le type de couronne prothétique est aussi détaillé : métallique ou céramo-métallique. La nature du métal utilisé ainsi que le prix de chaque élément sont indiqués.

Les dents concernées sont facilement identifiables par des numéros à deux chiffres : le premier chiffre indique la situation de la dent en bouche (1 en haut à droite, 2 en haut à gauche, 3 en bas à gauche et 4 en bas à droite), le deuxième chiffre précise la position de la dent par rapport au milieu de la bouche. Ainsi la dent 11 est la première incisive en haut à droite, la 28 la huitième dent en haut à gauche, donc la dent de sagesse.

	1	**2**
maxillaire	8 7 6 5 4 3 2 1	1 2 3 4 5 6 7 8
mandibule	8 7 6 5 4 3 2 1	1 2 3 4 5 6 7 8
	4	**3**

Ces différents éléments doivent se retrouver sur tous les devis, même si leur présentation varie selon les praticiens. Dans le cas des implants, le devis doit comprendre le prix de la restauration définitive mais également celui des prothèses provisoires (étape indispensable) et celui de la maintenance à terme.

Lors de la pose d'implants dentaires, le chirurgien établit également un devis dont un modèle est joint en annexe. Variable selon les praticiens, ce devis doit toujours préciser la nature des implants utilisés ainsi que les coûts des interventions (honoraires du chirurgien et de l'anesthésiste), de l'hospitalisation éventuelle et des visites postopératoires.

EXAMENS COMPLÉMENTAIRES

Ce sont essentiellement des examens radiographiques : panoramique dentaire, scanora, scanner. Leurs coûts varient peu suivant les radiologues et, généralement, leur prise en charge par la Sécurité sociale minimise le montant restant à la charge du patient.

Le scanner avant mise en place d'implants est le seul examen à ne pas être pris en charge par la Sécurité sociale.

Sécurité sociale

Il existe une convention signée par les caisses de Sécurité sociale, l'État et les représentants des professionnels médicaux, qui définit les règles de prise en charge et de remboursement. Tout praticien est libre ou non d'adhérer à cette convention.

Les médecins (chirurgiens, stomatologistes) sont soumis à une convention médicale. Les chirurgiens-dentistes sont soumis à une convention dentaire.

CONVENTION MÉDICALE

Secteurs conventionnels

Les médecins qui adhèrent à la convention peuvent choisir d'appartenir aux secteurs I ou II.

Le médecin adhérant au secteur I s'engage à respecter les cotations et les tarifs fixés par la convention. Les caisses remboursent aux patients les honoraires réglés, desquels est déduit le ticket modérateur. Ce dernier correspond à une somme équivalant à 30 à 50 % des honoraires versés selon les régimes. Il est à la charge du patient et peut être remboursé par les mutuelles.

Le médecin adhérant au secteur II pratique des honoraires supérieurs au tarif conventionnel. Le remboursement s'effectue néanmoins sur la base de ce tarif, la différence étant à la charge du patient ou des assurances complémentaires.

Nomenclature générale des actes

La codification des actes est réunie dans une nomenclature. À chaque type d'acte correspond une lettre-clé. Par exemple, C désigne la consultation de médecine générale, CS la consultation spécialisée, CS Psy la consultation psychiatrique, K les actes instrumentaux, Kc les actes chirurgicaux, B les actes de biologie, Z ceux de radiologie...

Les actes non inscrits à la nomenclature ne donnent pas lieu à remboursement par la Sécurité sociale ; ceci est le cas pour la pose d'implants ou pour un scanner à visée implantaire.

CONVENTION DENTAIRE

Les chirurgiens-dentistes qui adhèrent à la convention s'engagent eux aussi à respecter les cotations et les tarifs fixés par la convention. Les caisses d'Assurance maladie remboursent les honoraires réglés après déduction du ticket modérateur. Certains actes ne sont pris en charge que partiellement et sont dits inopposables.

Il existe cependant une cotation-type, dont la valeur en francs n'a plus de rapport avec le montant des honoraires. Les caisses remboursent les patients sur la base de montants correspondant à cette cotation-type. Ainsi une couronne étant "cotée" SPR 50, le SPR (lettre-clé) valant 14,10 F, la cotation type correspond à 705 F. Si le patient est "remboursé à 70 %" et que le montant des honoraires est de 3 000 F, le remboursement sera de 493,50 F (70 % de 705 F).

Certains actes sont soumis à entente préalable, telle la pose de prothèses dentaires. Le praticien remplit un imprimé spécial et le remet au patient, qui l'adresse à la caisse de Sécurité sociale, celle-ci devant lui répondre directement. L'avis formulé conditionne le remboursement en fonction de la convention qui définit les règles d'attribution : un avis favorable implique une prise en charge en fonction de la "cotation type" ; un avis défavorable implique une non-prise en charge.

Ainsi, pour deux couronnes et un appareil destiné à remplacer trois molaires manquantes, l'avis peut-être favorable pour les deux couronnes et défavorable pour l'appareil ; le remboursement se fera alors sur la base de 1 410 F (705 F x 2).

Certains actes, enfin, ne sont pas répertoriés au sein de la convention, c'est le cas des prothèses sur implants. La caisse ne prend en charge aucun des frais de ces actes dits hors nomenclature. Une demande doit néanmoins être faite systématiquement, car certaines mutuelles exigent une demande refusée par la caisse d'Assurance maladie pour prendre en charge ces prothèses.

PRATICIENS NON CONVENTIONNÉS

Le praticien qui n'adhère pas à la convention est "non conventionné" et fixe ses honoraires à son gré.

Les caisses prennent en charge les actes inscrits à la nomenclature sur la base d'un tarif dit d'autorité, représentant environ 10 % du tarif conventionnel.

Assurances complémentaires

Les mutuelles ou les assurances privées complètent souvent les remboursements. Leur participation ne cesse d'augmenter : de 1970 à 1992, la part de l'Assurance maladie est passée de 50 % à un peu plus du tiers (34,5 % en 1992), alors même que les mutuelles et assurances ont remboursé 5,2 % en 1970 mais 16,6 % en 1992, soit un triplement de leur participation.

Chaque contrat doit être attentivement analysé, les modalités de remboursement étant très variables et souvent liées au tarif de convention de la Sécurité sociale. Dans le cas d'une assurance complémentaire remboursant trois fois le tarif conventionnel, une couronne cotant SPR 50 d'un montant de 3 000 F est ainsi remboursée 493,50 F par la Sécurité sociale (705 F x 70 %) et 2 115 F (705 F x 3) par l'assurance complémentaire, soit un total de 2 608,50 F ; la somme restant à la charge du patient est donc de 391,50 F.

La participation complémentaire peut être fonction du remboursement, trois fois le remboursement par exemple. Dans le cas de la couronne précédemment évoquée, le remboursement de l'assurance complémentaire s'élève alors à 1 408,50 F (493,50 F x 3), soit un total de 1 984,50 F ; la participation personnelle est donc de 616 F. D'autres assurances complémentaires accordent un forfait, 2 000 F par dent par exemple.

Si au sein d'un couple, les deux conjoints ont chacun une assurance complémentaire dans le cadre de leur activité professionnelle, les remboursements peuvent souvent se cumuler, à condition de ne pas dépasser les dépenses totales.

Dans le cas particulier des prothèses sur implants, le patient doit étudier soigneusement son contrat d'assurance complémentaire, voire interroger directement sa mutuelle, les modalités de remboursement étant extrêmement variables selon les organismes. Il n'est pas possible dans le cadre de cet ouvrage de passer en revue la totalité des contrats existants, mais les praticiens ont mis en place des structures permettant de répondre aux questions des patients dans ce domaine. Dès lors, c'est en toute connaissance de cause, dans une relation de confiance, que les travaux peuvent débuter et donner toute satisfaction, sans déconvenue ni mauvaise surprise.

5. Pose des implants

Travail d'équipe

La mise en place d'une prothèse sur implant est le résultat d'un travail d'équipe. Le praticien-prothésiste (chirurgien-dentiste spécialiste en prothèse, à ne pas confondre avec le prothésiste* qui réalise la prothèse au laboratoire) et le spécialiste chirurgical (chirurgien maxillo-facial* ou parodontologiste*) décident ensemble d'un plan de traitement prothétique.

Le praticien-prothésiste précise la situation idéale et le nombre optimal d'implants nécessaires en fonction de la future prothèse. Il confectionne un guide en plastique dur contenant ces informations, que le patient porte durant l'examen radiologique afin de localiser avec précision sur les clichés les zones où placer les implants. À l'examen des documents radiographiques, le spécialiste chirurgical détermine les possibilités pratiques de mise en place de ces implants en fonction de l'épaisseur et de la hauteur de l'os ainsi que de la situation des obstacles anatomiques. Au terme de cette confrontation, le guide radiologique est transformé en guide chirurgical, qui renferme toutes les informations indispensables : nombre, situation et direction des implants en fonction de la quantité d'os disponible.

Puis les deux praticiens se répartissent le travail de la façon suivante. Le spécialiste chirurgical assainit les gencives, prépare, aménage les arcades dentaires et met en place les implants. Le praticien-prothésiste, qui travaille en collaboration étroite avec le chirurgien, réalise les prothèses dentaires, provisoires et définitives.

Accroissement chirurgical du capital osseux

Les implants dentaires ne peuvent être disposés que dans des sites où l'os existe. Or, lorsque le délai entre la perte d'une dent et la reconstitution prothétique est long, l'os alvéolaire s'est habituellement résorbé. Cette fonte osseuse a deux conséquences. D'une part, la hauteur et la largeur d'os disponible diminuent, ce qui empêche la mise en place d'implants de taille suffisante. D'autre part, les structures à ne pas léser lors d'une éventuelle intervention sont beaucoup plus proches (fig. 1) : les fosses nasales et les sinus pour le maxillaire, le nerf dentaire inférieur pour la mandibule (nerf assurant la sensibilité de la lèvre inférieure et des dents mandibulaires). Dans certains cas, des techniques chirurgicales spécifiques sont proposées afin d'augmenter localement le capital osseux.

Sauf exception, la mise en place d'implants est différée par rapport à l'intervention initiale d'augmentation du capital osseux. Le délai habituel entre les deux interventions est de six à neuf mois.

RÉGÉNÉRATION TISSULAIRE OSSEUSE GUIDÉE

Cette technique d'accroissement du capital osseux requiert la mise en place d'une membrane artificielle, le plus souvent au niveau d'un site d'extraction dentaire, que de l'os ait été greffé ou non. Cette intervention a pour finalité d'éviter la fonte de l'os alvéolaire et d'empêcher le comblement de l'alvéole par du tissu fibreux incapable de recevoir un implant. Il existe dans le commerce deux types de membranes.

Les membranes non résorbables semblent les plus fiables, mais il faut les retirer avant l'implantation et elles exposent aux risques d'infection.

Les membranes résorbables, plus récentes, apparaissent moins performantes pour favoriser l'élaboration d'os.

GREFFES OSSEUSES

Des greffes osseuses peuvent être effectuées pour accroître la hauteur ou la largeur d'une crête alvéolaire. Les greffons sont prélevés au niveau de la hanche, de la voûte crânienne ou du menton. Il est également possible d'insérer des substituts osseux du commerce.

Prélèvement de hanche

Le prélèvement de greffons de hanche, ou prélèvement iliaque, est réalisé sous anesthésie générale. Le rebord osseux de la hanche est conservé, le prélèvement se faisant dans l'épaisseur de l'aile iliaque de la hanche. Après l'intervention, des douleurs et une claudication peuvent se manifester durant quelques jours. La cicatrice est comparable à celle d'une appendicectomie. Ce prélèvement ne génère en principe pas de séquelle esthétique.

Prélèvement de voûte crânienne

Également réalisé sous anesthésie générale, le prélèvement impose une incision dans le cuir chevelu. L'os de la voûte crânienne comporte trois couches : deux épaisseurs d'os très dur sont séparées par une couche d'os spongieux. Le prélèvement est réalisé dans la couche externe de la région pariéto-temporale. Effectué très à distance du cerveau, ce prélèvement ne comporte pas de risque notable.

La cicatrice n'est pas visible et les cheveux ne sont rasés que sur la longueur de la cicatrice, sur une largeur d'environ cinq millimètres. Les suites opératoires sont habituellement simples et peu douloureuses.

Prélèvement de menton

Cette intervention simple peut être pratiquée sous anesthésie locale. L'incision est réalisée dans la bouche. La forme du menton n'est pas modifiée, mais cette chirurgie ne permet d'obtenir que des quantités limitées d'os.

Substituts osseux

De nombreux substituts osseux sont disponibles dans le commerce. Leur capacité à recréer de l'os quand ils sont employés isolément est sujette à discussion. Il semble souhaitable, lorsqu'ils sont utilisés, de les combiner à de l'os appartenant au patient lui-même.

DÉPLACEMENT DU NERF DENTAIRE INFÉRIEUR

Si la hauteur d'os disponible entre le bord supérieur de la crête et le nerf dentaire est faible, il est possible de proposer un déplacement chirurgical de ce nerf sous anesthésie, avec mise en place immédiate des implants. Le risque de cette chirurgie est une diminution ou une perte de la sensibilité au niveau de la lèvre inférieure et des dents mandibulaires, le plus souvent réversible.

COMBLEMENT SINUSIEN MAXILLAIRE

Les sinus maxillaires sont des annexes des fosses nasales, avec lesquelles ils communiquent largement. Ils sont tapissés d'une membrane de type muqueuse respiratoire. Dans les cas où la hauteur d'os sous le sinus est peu importante, des implants mis en place sans précaution peuvent perforer cette membrane et se retrouver dans la cavité sinusienne.

Un comblement sinusien par de l'os après soulèvement de la membrane sinusienne permet d'éviter ce type de complication. Le succès de cette intervention passe par la mise en place du greffon dans une zone totalement à l'abri de l'air et des sécrétions nasales, intercalée entre la membrane sinusienne (qui doit être conservée intacte) et le plancher sinusien.

L'intervention est le plus souvent réalisée sous anesthésie générale. Elle est peu voire pas douloureuse, mais elle suscite un œdème qui se résorbe en quelques jours.

Les implants peuvent être placés dans le même temps ou lors d'une seconde intervention. L'implantation immédiate n'est possible que lorsque la hauteur d'os résiduelle est suffisante pour permettre la rétention de l'implant : on considère que la hauteur minimale pour retenir un implant est de l'ordre de 4 mm.

Anesthésie

L'implantologie dentaire recouvre une variété de gestes telle que l'anesthésie doit s'adapter à des procédures chirurgicales de courte durée, sous simple sédation* en ambulatoire, comme à des interventions plus sophistiquées, imposant des mesures propres à l'anesthésie de longue durée. C'est pourquoi la conduite de l'anesthésie pour la pose d'implants dentaires nécessite une structure médico-chirurgicale spécifique pour la prise en charge des patients en ambulatoire ou en hospitalisation courte dans les meilleures conditions de sécurité. Ce qui impose notamment un environnement médical pour surveiller les paramètres vitaux tout au long de l'intervention chirurgicale : la pression artérielle, l'activité cardiaque et le taux d'oxygène sanguin (l'air inhalé par le patient est enrichi en oxygène grâce à une sonde passée dans le nez).

CONSULTATION D'ANESTHÉSIE PRÉOPÉRATOIRE

Quel que soit le type d'anesthésie retenue, celle-ci doit être précédée d'une consultation préalable à l'acte opératoire. Cette consultation permet une prise de contact avec le patient, une explication de la conduite de l'anesthésie et surtout une diminution du stress et des inquiétudes du patient face à l'acte anesthésique.

La consultation préopératoire a également pour but d'évaluer le passé médico-chirurgical du patient et de prescrire des examens complémentaires, aucun examen n'étant demandé systématiquement. Les examens usuels pour ce type d'intervention sont les tests sanguins de coagulation, la numération-formule sanguine, les mesures des taux d'urée et de sucre, l'électrocardiogramme, la radiographie pulmonaire.

Il est demandé au patient de se présenter le matin de l'intervention, à jeun, muni du résultat des examens complémentaires prescrits.

ANESTHÉSIE LOCALE ET SÉDATION

La suppression de la douleur (analgésie*) est assurée par l'anesthésie locale, à laquelle on associe une sédation. Les objectifs de la sédation sont une diminution de l'anxiété (anxiolyse*) et une perte de mémoire de l'acte (amnésie*).

L'agent pharmacologique idéal de sédation doit être maniable et avoir des effets reproductibles, réversibles et dépendants de la dose administrée. Il ne doit avoir aucun retentissement sur les fonctions cardio-vasculaire et respiratoire. L'antidote au produit de sédation, immédiatement disponible lors de l'acte lui-même et en salle de réveil, ne doit jamais être administré de façon systématique.

À l'heure actuelle, aucune molécule ne remplit totalement ces conditions. Le choix se porte donc sur le produit, voire sur la combinaison de produits qui s'en rapproche le plus en fonction des conditions cliniques proposées. L'éventail des produits utilisables est très large. Les plus fréquemment utilisés sont les benzodiazépines*, les morphinomimétiques* et le propofol*.

ANESTHÉSIE GÉNÉRALE

Cette technique d'anesthésie se caractérise par la suspension de la respiration (apnée*) qui impose une assistance respiratoire. Les techniques d'anesthésie générale lors d'une intervention en ambulatoire ou en hospitalisation de courte durée (moins de 36 heures) doivent favoriser l'utilisation de produits maniables, de brève durée d'action et ayant le moins d'effets secondaires possibles.

Les conditions de l'anesthésie générale sont dictées par les exigences chirurgicales. La chirurgie est potentiellement hémorragique et l'anesthésiste ne peut pas accéder aux voies aériennes durant l'acte chirurgical. Il est donc fondamental que l'installation du patient soit parfaite avant de débuter l'intervention. Pour ce faire, on introduit un tube semi-rigide dans le nez et la trachée pour isoler les voies respiratoires des voies digestives et permettre la respiration artificielle. Le patient est alors relié au respirateur muni des moniteurs assurant une ventilation artificielle en toute sécurité. L'installation est complétée par un système de réchauffement (couverture à air pulsé chaud).

En plus du propofol et des morphinomimétiques employés à doses plus importantes, les halogénés* et les myorelaxants* constituent des agents pharmacologiques largement utilisés en anesthésie générale.

RÉVEIL

Le patient est placé en salle de réveil, surveillé par une équipe entraînée et replacé en chambre quand tous les tests d'éveil sont jugés satisfaisant par le médecin anesthésiste.

L'autorisation de sortie n'est accordée par ce dernier que plusieurs heures après la fin de l'intervention. Le patient ne doit être ni nauséeux ni souffrant et avoir pris une collation.

Il ne doit pas repartir seul mais être raccompagné par un proche jusqu'à son domicile.

Mise en place chirurgicale d'un implant

La mise en place d'un implant se fait généralement en deux étapes chirurgicales : la première étape est l'enfouissement de la racine implantaire dans l'os, la seconde est la mise en place d'un pilier qui traverse la gencive et sur lequel est bâtie la prothèse.

PREMIÈRE ÉTAPE

Durant cette phase chirurgicale, le spécialiste chirurgical dispose la racine implantaire à la place déterminée avec le praticien-prothésiste.

L'installation de cette racine artificielle dans la région osseuse la plus favorable et en parfaite relation avec la situation des futures dents est facilitée par le guide de localisation utilisé lors de l'examen scanner. Celui-ci consiste en une plaque de plastique dur élaborée au laboratoire de prothèse à partir des modèles dentaires en plâtre du patient. À la suite de légères modifications, ce guide devient un guide chirurgical (cf. chap. 4).

Le succès de l'ensemble de la procédure implantaire est fonction de la qualité de l'intégration de l'implant dans l'os, l'ostéo-intégration (cf. chap. 2). Il est prouvé que les chances de succès de cette ostéo-intégration sont considérablement accrues par une chirurgie strictement aseptique et douce, sans traumatisme des tissus.

Phase préopératoire

Actuellement, de plus en plus d'implants sont mis en place en bloc opératoire pour assurer au geste une asepsie optimale.

Des antibiotiques peuvent être prescrits quelques temps avant l'intervention. Il est demandé au patient de se brosser les dents soigneusement et de se rincer la bouche à l'aide d'un bain antiseptique.

Le patient, à jeun, reçoit ensuite les produits nécessaires à l'anesthésie et à la sédation.

Phase chirurgicale

L'implant ayant une forme de vis, l'objectif de l'intervention chirurgicale est de creuser dans l'os une cavité filetée de la taille exacte de l'implant dans laquelle celui-ci est vissé sans effort. Le spécialiste chirurgical expose l'os où sera placé l'implant en incisant la gencive. Il réalise une cavité de diamètre très précis en forant l'os très délicatement (fig. 10A), sous une irrigation continue de sérum physiologique afin de ne pas brûler l'os. Des forets de taille croissante sont utilisés, puis un taraud est passé à très faible vitesse pour créer un filetage parfait (fig. 10B). L'implant

Figure 10 : Phases de l'implantation.

Première phase : création d'une cavité par forage de l'os (A), filetage de la cavité pour préparer le vissage de l'implant (B), mise en place de l'implant et d'une vis de couverture (C), fermeture de la gencive (D). Seconde phase de l'implantation : incision de la gencive pour découvrir l'implant (E), retrait de la vis de couverture (F) et mise en place du pilier de cicatrisation, remplacé deux semaines après par le pilier prothétique définitif (G). *(Reproduit avec l'autorisation de la société Nobel Biocare.)*

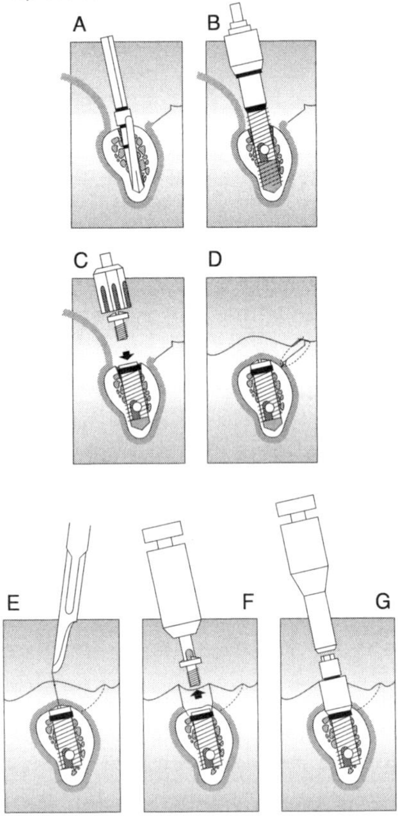

est ensuite minutieusement vissé dans la cavité (fig. 10C) et recouvert d'une vis de couverture pour éviter toute pénétration tissulaire dans le pas de vis interne. La gencive est ensuite refermée de façon étanche (fig. 10D), laissant l'implant en nourrice dans l'os sans contact avec l'extérieur.

Phase postopératoire

À la fin de l'intervention, le patient est placé dans une salle de repos. Il lui est généralement demandé de mordre sur une gaze, de façon à exercer une compression sur le site opératoire. L'application d'une vessie de glace sur le visage diminue le gonflement éventuel (œdème) et les douleurs.

Des antibiotiques et des calmants sont systématiquement prescrits. De retour au domicile, le patient est autorisé à s'alimenter, d'abord en pâteux puis vite normalement. Il s'astreindra à une hygiène rigoureuse : brossage des dents et rinçages buccaux doivent être effectués après chaque repas.

La reprise d'une activité professionnelle est d'autant plus rapide que l'intervention a duré peu de temps et a comporté la mise en place de peu d'implants.

Lorsque le port d'une prothèse amovible est planifié, cette dernière ne peut être mise en place avant quelques jours (une dizaine de jours environ), le temps que l'œdème se soit partiellement résorbé ; ceci peut occasionner un préjudice esthétique et fonctionnel.

Signaux d'alerte

En pratique, le patient doit reconnaître certains signes inquiétants : un gonflement important de la zone opérée, une fièvre supérieure à 38 °C persistant quelques jours, enfin des douleurs rebelles dans les gencives, les mâchoires ou les sinus.

SECONDE ÉTAPE

Cette étape correspond à la mise en place des piliers prothétiques qui assurent la connexion entre la racine implantaire et la prothèse en traversant la gencive. Habituellement, trois à six mois après la première intervention, l'implant est ostéo-intégré, c'est-à-dire solidement ancré dans l'os, et la deuxième intervention chirurgicale est envisagée.

Phase préopératoire

L'antibiothérapie est reprise, parfois dès la phase préopératoire. Juste avant l'acte chirurgical, des soins locaux de même nature que pour la première intervention sont préconisés.

Phase opératoire

Cette deuxième intervention, plus simple que la précédente, est pratiquée sous anesthésie locale et ne requiert pas d'hospitalisation.

Une fois l'anesthésie réalisée, le chirurgien incise la gencive pour exposer la tête de l'implant (fig. 10E). Celui-ci peut être enfoui dans du tissu osseux ou fibreux qu'il convient d'éliminer. La vis de couverture est retirée (fig. 10F). La palpation et la percussion de l'implant permettent d'en contrôler l'ostéo-intégration. Si l'implant s'avère être mobile, éventualité rare, il doit être retiré immédiatement.

Le pilier est ensuite vissé sur l'implant (fig. 10G). Le plus souvent, le chirurgien met en place un pilier de cicatrisation, ce qui permet à la gencive de reprendre un aspect normal. Celui-ci est remplacé deux ou trois semaines plus tard par le pilier définitif, dont la position est contrôlée par prise d'une radiographie.

Plusieurs types de piliers sont commercialisés. D'une part, il existe des piliers prothétiques proprement dits, de taille et de hauteur différentes pour s'adapter aux différentes situations cliniques. D'autre part, on dispose également de systèmes d'ancrage particuliers pour une prothèse complète : aimants, boutons-pression.

Phase postopératoire

Cette phase est en tous points comparable à la phase qui suit la phase chirurgicale précédente. La récupération est néanmoins plus courte.

6. Prothèses sur implants

Réalisation

La phase de reconstruction prothétique est entreprise lorsque la gencive a cicatrisé autour du pilier, généralement deux à quatre semaines après la seconde phase chirurgicale.

ÉLABORATION

Dans un premier temps, le praticien-prothésiste réalise des empreintes (fig. 11) permettant l'élaboration de modèles en plâtre. Ceux-ci reproduisent les dents naturelles et le pilier. Ils sont montés en articulateur (cf. chap. 4). C'est à partir de ce modèle qu'est élaborée la prothèse à adapter sur le pilier.

ESSAYAGE ET PROTHÈSE TEMPORAIRE

Une maquette en cire permet de confectionner une prothèse provisoire qui est mise en bouche et testée. Le port de cette prothèse provisoire ne doit entraîner ni douleurs ni tensions musculaires et doit assurer une mastication, une élocution et une esthétique satisfaisantes.

Après une phase d'observation de trois mois environ, la prothèse définitive peut être envisagée.

Figure 11 : Prise d'empreinte dentaire pour élaboration de la prothèse supportée par des implants.

Des piliers dits de transfert sont montés sur les implants. Un porte-empreinte rempli de matériau à empreinte est mis en bouche de façon à enregistrer la forme de l'arcade et la position précise des implants. Les transferts sont, avec l'empreinte dentaire, transmis au laboratoire de prothèse.

(Reproduit avec l'autorisation de la société Nobel Biocare.)

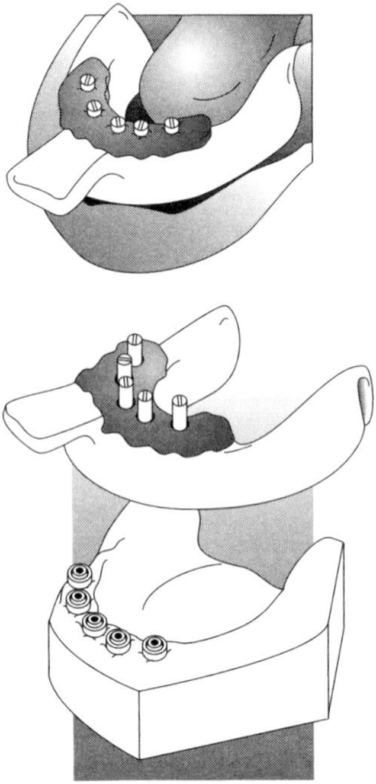

PROTHÈSE DÉFINITIVE

La prothèse définitive comprend une armature métallique en alliage d'or recouverte de céramique ou de résine composite. Elle peut comporter un ou deux étages. Dans le cas où elle ne comprend qu'un seul étage, une vis traversant l'ensemble permet de solidariser la restauration au pilier. Dans la seconde option, le premier étage (entièrement métallique ou parfois en céramique) est dans un premier temps vissé sur le pilier, puis le second étage (couronne) scellé par dessus.

Les dents postérieures peuvent être réalisées en résine composite, cuite au four. Ce matériau a pour principal avantage d'être moins dur que la céramique et donc de mieux absorber certains chocs, ce qui lui permet de compenser la rigidité de l'implant dans l'os. En revanche, il s'use assez rapidement et les dents doivent être régulièrement changées.

Des contrôles réguliers chez le praticien-prothésiste permettent de vérifier le degré d'usure des prothèses et de décider à bon escient leur remplacement. Mais le système étant constitué de deux parties, seul l'élément vissé ou scellé est retiré et remplacé : la racine implantaire n'est pas remise en cause.

Dans les cas de reconstruction des "dents du sourire" (incisives et canines), d'autres matériaux peuvent être employés pour obtenir un résultat esthétique optimal : ce sont le plus souvent des céramiques. À notre avis et contrairement à celui de certains praticiens prothésistes qui n'hésitent pas à le proposer, la fragilité de ce matériau et son inaptitude à absorber les chocs ne permettent pas encore de l'utiliser pour les grandes restaurations des molaires et des prémolaires.

Le praticien-prothésiste, ou idéalement l'occlusodontiste, vérifie enfin le bon équilibre de l'ensemble.

Différentes prothèses sur implants

Lorsqu'une ou plusieurs dents sont absentes, les patients ont, après concertation avec leurs praticiens, le choix entre les prothèses fixes et amovibles (cf. chap. 3). L'utilisation des implants a permis d'élargir considérablement l'éventail thérapeutique. Toutefois, il faut rappeler que les techniques faisant appel aux implants sont fonction de l'os disponible, ce qui en limite les indications.

ABSENCE D'UNE OU DE QUELQUES DENTS

Le remplacement d'une dent (fig. 12A) se fait en plaçant une couronne prothétique sur le pilier soit en la vissant directement (un seul étage), soit en vissant d'abord une infrastructure puis en scellant la partie coronaire par dessus (deux étages).

Pour pallier l'absence de plusieurs dents (fig. 12B), il est nécessaire de placer au minimum deux implants. Des règles biomécaniques doivent être scrupuleusement respectées.

Figure 12 : Prothèses sur implant.

A, pour une seule dent absente, les dents collatérales sont laissées intactes ;

B, pour un bridge sur implants, destiné restaurer une prémolaire et une molaire mandibulaires.

(Reproduit avec l'autorisation de la société Nobel Biocare.)

A

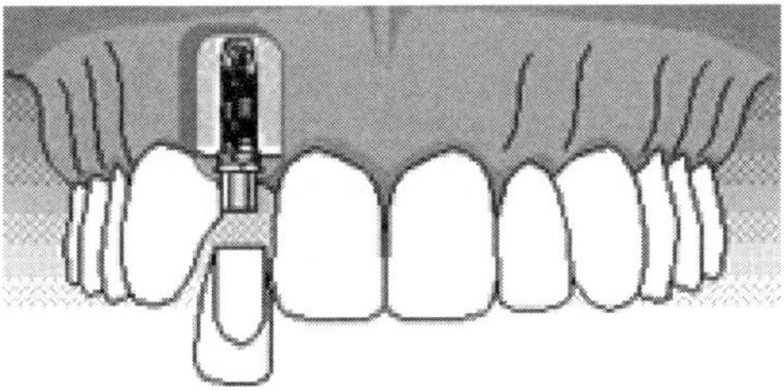

B

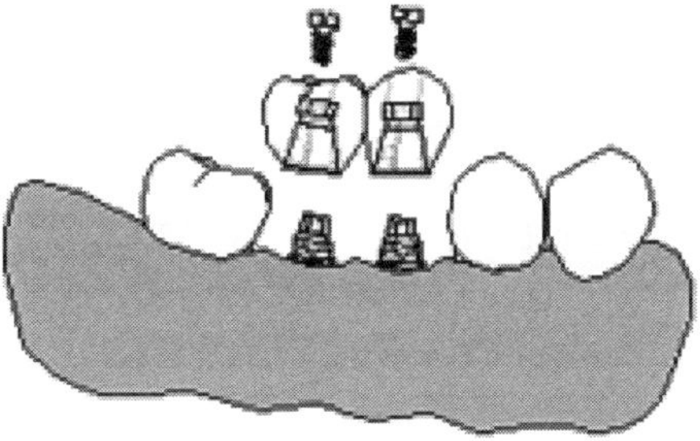

Ainsi pour remplacer les deux dernières molaires d'une arcade mandibulaire, il faut prévoir trois implants non alignés.

Cette technique impose deux interventions chirurgicales. Son coût est donc plus élevé que ceux des bridges conventionnel ou collé du fait de la longueur des différentes phases, du prix des pièces prothétiques et de l'absence de prise en charge par la Sécurité sociale. Elle impose des réglages réitérés et délicats par des praticiens-prothésistes expérimentés.

ABSENCE DE TOUTES LES DENTS D'UNE ARCADE

Prothèse amovible totale stabilisée par implants

La prothèse amovible totale stabilisée par des implants combine les avantages de la prothèse amovible totale à ceux de la prothèse fixe et permet une restauration fonctionnelle de la mastication proche de la normale. Il s'agit d'une indication privilégiée de l'implantologie.

Selon l'arcade considérée, la prothèse est stabilisée par différents systèmes de fixation : généralement, une barre pour le maxillaire (fig. 13A) et des boutons pression ou une barre pour la mandibule (fig. 13B).

Restauration totale sur implants

Le bridge complet sur implants (fig. 14) allie l'esthétique du bridge complet et la fixité des implants. Cette technique complexe impose de multiples réglages et nécessite le recours à des praticiens expérimentés. Son coût est élevé.

Figure 13 : Prothèses amovibles complètes stabilisées par des systèmes d'ancrage sur implants.

A, arcade supérieure, stabilisation à l'aide d'une barre ;

B, arcade inférieure, stabilisation par boutons-pression et par barre.

(Reproduit avec l'autorisation de la société Nobel Biocare.)

A

B

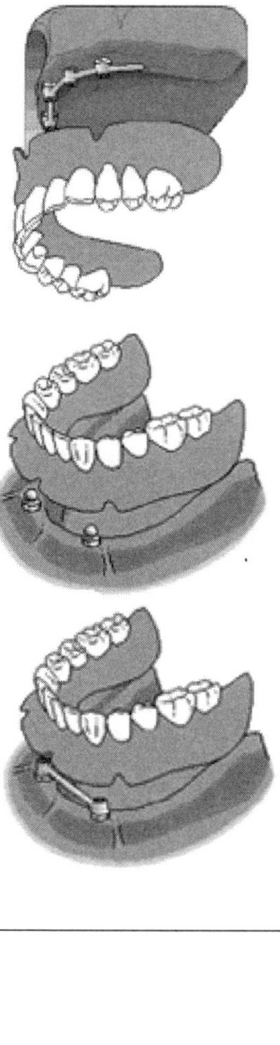

Figure 14 : Bridges complets sur implants.

A, arcade supérieure, bridge maxillaire sur implants s'apparentant à un bridge conventionnel, où les racines dentaires sont remplacées par des implants ;

B, arcade inférieure, bridge mandibulaire dit sur pilotis, s'apparentant à une prothèse amovible vissée sur implants.

(Reproduit avec l'autorisation de la société Nobel Biocare.)

A

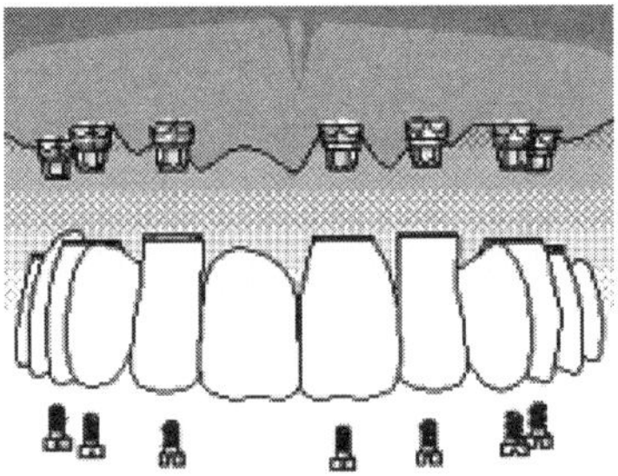

B

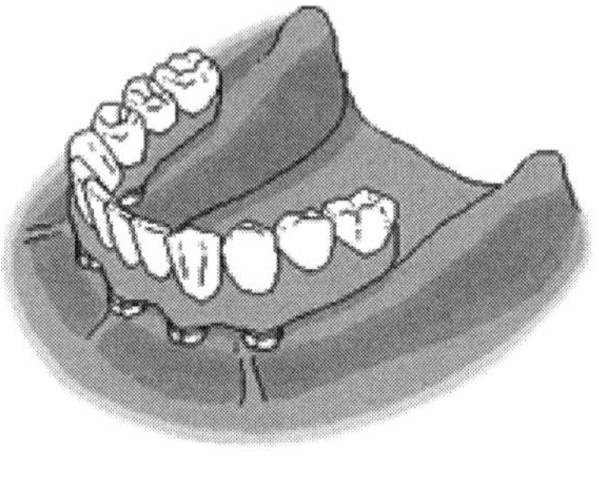

Entretien

La prothèse sur implant impose une hygiène minutieuse et des contrôles réguliers. Le patient doit être conscient de ces obligations avant de s'engager dans une thérapeutique implantaire. Le succès à moyen et à long terme de l'ostéo-intégration est en effet étroitement dépendant de la qualité de l'hygiène dentaire, qui doit être pratiquée de façon à maintenir chaque pilier implantaire propre et exempt de plaque dentaire*[1].

BROSSAGE DES DENTS

Le brossage des dents naturelles, des prothèses et des piliers est impératif après chaque repas et avant le coucher (fig. 15A). Il convient de brosser les dents prothétiques comme le sont habituellement les dents naturelles. Dans le cas d'une prothèse amovible, il convient de la retirer, d'en nettoyer l'intérieur et l'extérieur, puis de brosser gencives et piliers. Les brosses à dents électriques rotatives et les jets d'eau sous pression peuvent être d'une grande utilité.

PASSAGE DU FIL DENTAIRE

Le passage du fil dentaire est impératif pour nettoyer les zones que la brosse à dents ne peut pas atteindre (fig. 15C). Ce soin s'impose au moins une fois par jour.

1, Cf. dans la même collection l'ouvrage de Frédéric Courson, Marguerite-Marie Landru et Jacques Gerval, *La carie dentaire*.

Figure 15 : Soins impératifs des dents naturelles, des dents prothétiques et des implants.

A, brossage des dents plusieurs fois par jour, après chaque repas et avant le coucher ;

B, utilisation de la brossette interdentaire ;

C, utilisation du fil dentaire.

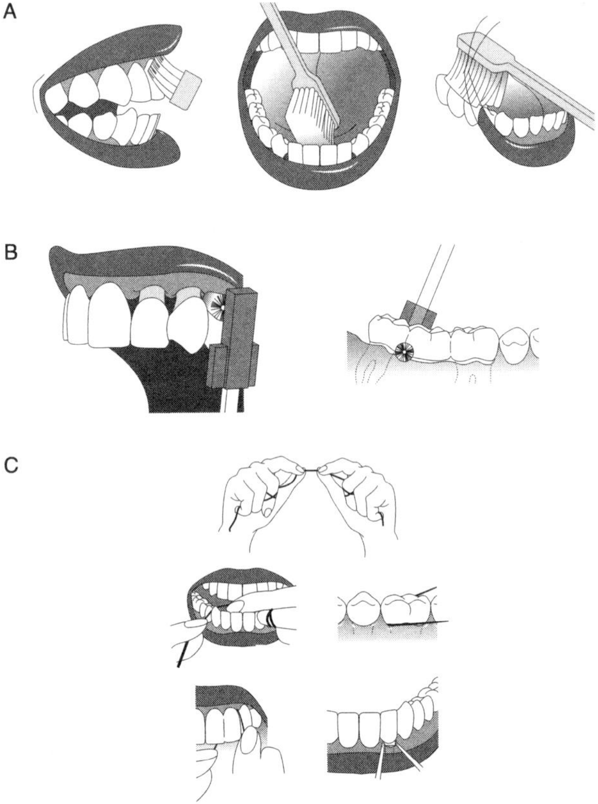

En cas de prothèses fixes, il convient de passer le fil dentaire entre les dents et autour des piliers. En cas de prothèse amovible, le fil doit être passé autour des piliers après avoir déposé la prothèse (fig. 15C).

Pour de meilleurs résultats, il est préférable de passer le fil de haut en bas le long des piliers sans jamais utiliser d'instrument métallique. Il est toutefois possible d'utiliser une brossette interdentaire pour un nettoyage approfondi du pourtour des piliers implantaires (goupillon), à la condition que cette brossette soit recouverte d'une gaine de plastique afin de ne pas rayer la surface en titane des piliers (fig. 15B).

DES CONTRÔLES RÉGULIERS CHEZ LE DENTISTE

Le praticien-prothésiste vérifie la qualité de l'hygiène dentaire au cours de visites régulières (deux visites par an). Si nécessaire, il nettoie les piliers et procède aux ajustements prothétiques qui s'imposent. Il contrôle le bon serrage des vis et l'engrènement dentaire.

Un contrôle annuel auprès du spécialiste chirurgical ayant procédé à l'implantation permet d'apprécier la stabilité des implants et la qualité des gencives.

Une fois par an, un cliché radiologique permet enfin de juger de la pérennité de l'ostéo-intégration.

Annexe

Devis de prothèse

Paris, le ....

(Titre I : Art. 5 de la convention entre les chirurgiens-dentistes et la Caisse d'assurance maladie)

<table>
<tr><th colspan="2">Dent</th><th>Désignation</th><th>Code Sécu</th><th>Montant</th><th>Rembours. Sécu.</th><th>Rembours. Mutuelle</th></tr>
<tr><td></td><td></td><td>CCM sur implant</td><td>Néant</td><td></td><td>0</td><td></td></tr>
<tr><td colspan="4">À la charge du patient :</td><td colspan="3">Total facturé :</td></tr>
<tr><td colspan="7"></td></tr>
</table>

Durée du traitement :
Modalités de paiement :

Le patient :

À la fin de ce traitement, un contrôle de maintenance sera prévu tous les .... mois.

NB : Les prix indiqués sont maintenus pour tous traitements exécutés pendant l'année en cours (entre le 1er janvier et le 31 décembre). Cependant, ils peuvent subir des variations en fonction des modifications pour les travaux de prothèse et en cas de fluctuations importantes du cours des métaux précieux, au moment où les travaux sont entrepris. (CCM = couronne céramo-métallique)

Projet de traitement et devis chirurgical

pour la mise en place de TROIS IMPLANTS à M ....

1er temps : Comblement sous-sinusien maxillaire

Objectifs :	augmenter la hauteur d'os en vue de la mise en place d'implants dentaires dans les régions maxillaires postérieures	
Intervention :	réalisée sous anesthésie générale en clinique	
Coût :		.... F

2e temps : Première phase implantaire (6-9 mois plus tard).

Objectifs :	mise en nourrice sous la gencive de 3 implants vissés de type	
Intervention :	intervention réalisée en clinique sous neurolept-analgésie associée à une anesthésie locale	
Coût :	– composants :	.... F
	– salle d'opération :	.... F
	– honoraires du chirurgien :	.... F
	– honoraires de l'anesthésiste :	.... F

3e temps : Deuxième phase implantaire (6 mois plus tard).

Objectifs :	mise en place de piliers de cicatrisation	
Intervention :	intervention réalisée sous anesthésie locale	
Coût :	– composants :	.... F
	– honoraires du chirurgien :	.... F

AU TOTAL : .... F

Divers, si nécessaire :

- membrane : .... F
- os lyophilisé : .... F

Pour tout implant non ostéo-intégré, requérant une deuxième intervention, aucun honoraire chirurgical ne sera perçu.
Les implants ne figurant pas à la nomenclature de la Sécurité sociale, il n'y a aucun remboursement de la part de cet organisme.

Devis, valable trois mois, fait à ...., le ....

Lexique

Acouphènes : sensations auditives pathologiques perçues en l'absence de tout stimulus extérieur, qui peuvent prendre la forme d'un bourdonnement, d'un claquement, d'un sifflement ou d'un tintement.

Amnésie : Diminution ou perte de la mémoire.

Analgésie : Abolition de la sensibilité à la douleur, spontanée ou thérapeutique.

Anxiolyse : Acte thérapeutique consistant à diminuer l'anxiété et ses composantes somatiques.

Apnée : Arrêt plus ou moins prolongé et volontaire de la respiration.

Articulateur : Dispositif mécanique qui met en rapport les modèles en plâtre figurant les dents maxillaires et mandibulaires et qui permet de simuler les mouvements de la mâchoire.

Articulation temporo-mandibulaire : Articulation reliant la mandibule au crâne.

Benzodiazépine : Drogue anesthésique dotée d'un triple effet, sédatif, anxiolytique et amnésiant.

Bridge : Terme anglo-saxon désignant une restauration prothétique scellée remplaçant une ou plusieurs dents en prenant appui sur les dents situées de part et d'autre de l'édentement.

Bruxisme : Friction intense et prolongée entre dents antagonistes pouvant provoquer leur abrasion ou leur ébranlement, se produisant à l'état de veille ou pendant le sommeil.

Cément : Tissu dur recouvrant la racine des dents formé de cellules appelées cémentoblastes, sur lesquelles s'insèrent les fibres ligamentaires reliant la dent à son alvéole osseuse.

Chirurgien maxillo-facial : Docteur en médecine qui pratique la chirurgie de la face et des maxillaires.

Cuspide : Relief de forme pyramidale situé sur la face occlusale des prémolaires et des molaires.

Dentine : Ivoire des dents traversé de canalicules contenant les prolongements de la pulpe dentaire.

Diduction : Déplacement latéral de la mandibule par rapport au maxillaire.

Émail : Tissu squelettique fortement minéralisé, très dur, recouvrant la couronne des dents.

Empreinte dentaire : Modèle en plâtre figurant les dents.

Face occlusale : Face fonctionnelle triturante des dents

Halogéné : Gaz anesthésique doté d'effets narcotiques et faiblement analgésiques

Ligament parodontal : Ligament assurant la jonction entre la racine dentaire et l'os alvéolaire. Cette structure est dotée d'élasticité et confère à la dent un certain degré de mobilité par rapport à l'os dans lequel elle est implantée.

Mandibule : Mâchoire inférieure.

Maxillaire : Mâchoire supérieure.

Métabolisme : Ensemble des processus complexes et incessants de transformation de matière et d'énergie par la cellule ou l'organisme, au cours de phénomènes d'édification et de dégradation organiques.

Morphinomimétique : Drogue utilisée en anesthésie pour son effet analgésique et sédatif.

Myorelaxant : Drogue utilisée lors de l'induction anesthésique quand une intubation naso-trachéale et une ventilation artificielle contrôlée sont nécessaires.

Occlusion dentaire : Rapports des dents maxillaires et mandibulaires observés lors de la fermeture buccale.

Occlusodontiste : Docteur en chirurgie dentaire spécialisé dans le diagnostic et le traitement des troubles de l'occlusion dentaire et des articulations temporo-mandibulaires.

Œdème : Gonflement lié à l'infiltration des tissus, caractérisant le premier stade de l'inflammation.

Onlay : Incrustation recouvrant une partie importante de la couronne dentaire pour la reconstituer ou comme élément d'un bridge.

Orthodontie : Partie de l'odontologie qui traite des malpositions des dents et a pour dessein de les placer en position d'harmonie esthétique et fonctionnelle sur les arcades dentaires.

Os alvéolaire : Os constituant l'alvéole où se loge la racine dentaire et qui tend à se résorber dès que la dent qu'il soutient est extraite.

Os cortical : Os extrêmement dense constituant les parois du maxillaire et de la mandibule.

Os spongieux : Os mou de la consistance d'une éponge, emplissant le corps du maxillaire et de la mandibule.

Os squelettique : Os constituant le squelette proprement dit du maxillaire et de la mandibule.

Ostéo-intégration : Processus de cicatrisation osseuse suscitant une liaison intime du tissu osseux à un élément métallique, sans interférence avec le milieu extérieur.

Ostéoporose : Déminéralisation généralisée du squelette par raréfaction de la trame protéique de l'os.

Papille gingivale : Partie de la gencive située entre les dents.

Parodonte : Ensemble constitué par l'os dans lequel est enchâssé une dent, par le ligament qui la retient à l'os et par la gencive environnante.

Parodontologiste : Docteur en chirurgie dentaire qui pratique la parodontologie.

Plaque dentaire : Enduit qui se dépose et recouvre l'émail dans les interstices et les sillons de la denture et qui joue un rôle dans la formation de la carie.

Praticien-prothésiste : Chirurgien-dentiste prenant en charge la partie prothétique du traitement implantaire.

Propofol : Drogue anesthésique particulièrement maniable utilisée dans le cadre de la sédation.

Propulsion : Mouvement de la mandibule vers l'avant.

Prothésiste : Personne qui élabore la prothèse au laboratoire.

Scanner : Appareil de radiodiagnostic, composé d'un système d'acquisition d'images et d'un ordinateur, qui effectue des analyses de densité radiologique pour reconstituer des images des diverses parties de l'organisme en coupes fines.

Scanora : Appareil de radiodiagnostic permettant la réalisation de tomographies osseuses dans différents plans de l'espace.

Scorbut : Maladie générale engendrée par le déficit en vitamine C et qui se caractérise par de multiples hémorragies.

Sédation : Action de supprimer des réactions réflexes, de calmer la douleur ou de diminuer l'anxiété au moyen d'une substance pharmacologique, dite sédative.

Tomographie : Procédé de radiographie permettant d'obtenir une image nette d'un seul plan de coupe d'un organe, avec effacement des autres plans de coupe.

Index

OUVERTURE MÉDICALE

Le bon sommeil *Sylvie Royant-Parola*

Les calculs urinaires *Paul Jungers*

La cataracte *Yves Pouliquen*

La carie dentaire
Frédéric Courson, Marguerite-Marie Landru, Jacques Gerval

La chirurgie esthétique *Julien Glicenstein*

Le cholestérol et l'athérosclérose *Jean-Luc de Gennes*

Les dents du sourire et de la nutrition *Gilles Bourgoin*

La dépression *Daniel Widlöcher, Marie-Christine Hardy*

Le diabète *Georges Tchobroutsky, Claudine Goldgewicht*

Le diagnostic par échographie
André Bonnin, Claude Broussouloux, Jean-Paul Convard

L'épilepsie *Michel Dumas, Christian Giordano*

Grandir. Du nouveau-né à l'adolescent
Jean-Claude Job

Les implants dentaires *Claude Lévy, Marc Lefèvre*

L'intestin douloureux *Patrick Congard, Serge Bonfils*

La maladie de Parkinson *Alain Guillard, Gilles Fénelon*

M.S.T. : maladies sexuellement transmissibles
Marc Dolivo, Jean Hewitt

Le mal-être des adolescents *Didier-Jacques Duché*

sous la direction des professeurs

Maurice Tubiana et Jacques-Louis Binet

Maux de pieds *Alain Goldcher*

La ménopause *Marie-Noëlle Ménard, Gilbert Schaison*

La migraine *Marie-Germaine Bousser, Hélène Massiou*

La myopie *Dominique Chauvaud*

L'obésité *Jacques Orgiazzi*

La peau et le soleil *Louis Dubertret, Michel Jeanmougin*

Prévention des maladies cardio-vasculaires
Gérard Dubois, Émilio La Rosa

Prévention des maladies infectieuses *Georges Fabiani*

La prostate *Adolphe Steg, Laurent Boccon-Gibod*

Les règles et leurs anomalies *Martine George, Joëlle Lefort*

Réparer le cœur *Jean-Paul Binet*

Les rhumatismes *Bernard Amor*

La sclérose en plaques *Edmond Schuller*

La stérilité *Marianne Buhler, Émile Papiernik*

Varices et jambes lourdes *Frédéric Vin, Élisabeth Soufflet*

Vivre après 80 ans *Hervé Beck*

Vivre sans rein *Daniel Fries*

OUVERTURE MÉDICALE

Frédéric Courson, Marguerite-Marie Landru, Jacques Gerval

La carie dentaire

La carie dentaire est une maladie infectieuse du vingtième siècle. Pour l'OMS, l'Organisation mondiale de la santé, elle vient, à cause de sa fréquence, au troisième rang des maladies.

Une alimentation trop riche en sucres et une mauvaise hygiène de la bouche et des dents offrent un terrain idéal à son expansion. Cependant, la carie dentaire n'est pas une fatalité. Son apparition, son développement et ses conséquences peuvent être maîtrisés.

Ce livre décrit les différents aspects de la carie et indique les moyens d'une prévention efficace, où l'hygiène et l'apport de fluor jouent un rôle essentiel. On y voit tout l'intérêt d'un diagnostic médical précoce et surtout celui des traitements appropriés pour éviter la douleur, retarder le délabrement de la denture et supprimer les atteintes physiologiques, sociales et esthétiques de cette affection.

Frédéric Courson, docteur en chirurgie dentaire, ancien assistant des universités (Paris V), est attaché hospitalier à l'hôpital Albert-Chenevier de Créteil.

Marguerite-Marie Landru, docteur en chirurgie dentaire, docteur ès sciences odontologiques, expert près la Cour d'appel de Versailles, maître de conférence des universités et praticien hospitalier (Paris V), est responsable de la consultation de pédodontie à l'hôpital Albert-Chenevier de Créteil.

Jacques Gerval, médecin, stomatologiste, docteur ès sciences odontologiques, ancien attaché consultant des Hôpitaux de Paris, a dirigé le service de stomatologie du groupe hospitalier Bichat-Claude Bernard, à Paris.

128 p. ISBN 2 7056 6337 1

OUVERTURE MÉDICALE

Gilles Bourgoin

Les dents du sourire et de la nutrition

Un beau visage est vite disgracié si la bouche s'ouvre sur des dents mal rangées ou s'il en manque une. Ces misères fréquentes sont faciles à pallier ou à réparer. Autrement, elles nuiraient non seulement à l'esthétique mais à l'alimentation, à la parole et à la santé en général.

L'orthodontie, l'art de redresser les dents dans la bouche, est connue depuis près de deux siècles ; ses progrès récents l'imposent comme une pratique accessible à tous et largement bénéfique.

Le docteur Gilles Bourgoin, chirurgien dentiste, a été professeur à la Faculté de chirurgie dentaire de Paris V.

128 p. ISBN 2 7056 6355 X

OUVERTURE MÉDICALE

Dominique Chauvaud

La myopie

De nos jours encore, la myopie est une fatalité dont les conséquences, souvent modestes, peuvent être gravissimes et mener à la cécité. Touchant 20 à 25 % des adultes, elle apparaît comme un problème de santé publique dont le coût a été estimé, aux États-Unis, à 3 ou 4 milliards de dollars pour la seule année 1993.

La chirurgie fut certainement le vecteur le plus spectaculaire de l'intérêt porté à cette maladie. Devenue sujet d'actualité médiatique et scientifique, la myopie, sous ses multiples aspects, optiques, médicaux, chirurgicaux, génétiques, épidémiologiques, sociologiques, budgétaires, industriels..., est un sujet immense et passionnant où tout, pratiquement, reste encore à découvrir.

Histoire de la myopie
Les hommes célèbres myopes et la psychologie du myope
Origines de la myopie axile
Évolution de la myopie au cours de la vie
Correction de la myopie
Acuité visuelle et myopie
La myopie de l'enfant
Myopie maladie ou myopie dégénérative

Dominique Chauvaud, professeur des universités, travaille au service d'Ophtalmologie de l'Hôtel-Dieu, à Paris.

128 p. ISBN 2 7056 6358 4

OUVERTURE MÉDICALE

Jean-Luc de Gennes

Le cholestérol et l'athérosclérose

Cet ouvrage explique comment le taux de cholestérol d'un individu peut s'élever anormalement, surtout dans certaines fractions particulières, et impliquer des risques cardio-vasculaires sérieux dans un avenir plus ou moins proche.

L'importance des élévations préoccupantes de cholestérol est, avant même le tabac, l'hypertension artérielle ou le diabète, et a fortiori en leur compagnie, le premier facteur de risque de l'athérosclérose coronaire, avec ses redoutables conséquences, notamment d'infarctus du myocarde. L'athérosclérose en général constitue la première cause de mortalité dans tous les pays développés, y compris en France, au même rang que les cancers. C'est donc une priorité d'action sur laquelle les acteurs de la santé publique doivent se mobiliser... et aussi sur laquelle la population mérite d'être beaucoup mieux informée.

Ce guide permet de comprendre les divers aspects d'un problème trop souvent mal appréhendé, voire négligé. Il fait enfin prendre conscience du fait que l'origine des hypercholestérolémies est le plus souvent en partie héritée, c'est-à-dire à plus ou moins forte composante génétique, plutôt qu'inévitablement liée aux habitudes ou abus alimentaires. Il indique l'approche moderne de ce problème et comment corriger les excès ou déséquilibres de certaines fractions du cholestérol, en proposant des mesures de prévention, individuelles ou relevant de la collectivité nationale.

Le professeur Jean-Luc de Gennes, membre de l'Académie nationale de médecine, après avoir dirigé pendant près de vingt ans le service d'Endocrinologie-métabolisme du Groupe hospitalier Pitié-Salpêtrière à Paris, et mené dans le domaine de la correction des hypercholestérolémies une activité de pionnier et d'expert international, poursuit dorénavant cette action médicale à l'Hopital américain de Paris. Il est membre permanent de l'International Task Force pour la prévention de l'athérosclérose coronaire dans le monde et a participé à la présentation des origines métaboliques de l'athérosclérose et de leur traitement dans les European Guidelines pour la prévention de l'athérosclérose, en vigueur depuis 1993.

128 p. ISBN 2 7056 6297 9

OUVERTURE MÉDICALE

Jacques Orgiazzi

L'obésité

Ce livre décrit les divers aspects de l'obésité, les inconvénients qu'elle comporte et les fantasmes qu'elle peut engendrer. Il indique également des voies de traitement et de prévention.

L'offre d'aliments attractifs et de moins en moins coûteux dépasse les besoins énergétiques, devenant une sorte de "pollution calorique". Comme par ailleurs la technologie s'ingénie à économiser l'énergie de l'homme dans ses travaux, cette distorsion entre un apport alimentaire superflu et le juste niveau de consommation énergétique de l'organisme peut provoquer l'obésité. Et ce n'est pas le moindre des paradoxes humains que dans le même temps, une partie de la population du globe lutte contre l'obésité, tandis que l'autre se bat pour sa subsistance.

Professeur des universités et praticien hospitalier, Jacques Orgiazzi est Chef du service de Médecine interne (diabétologie, endocrinologie, maladies de la nutrition) du Centre hospitalier Lyon Sud à Pierre Bénite.

128 p. ISBN 2 7056 6292 8

OUVERTURE MÉDICALE

Gérard Dubois, Emilio La Rosa

Prévention des maladies cardio-vasculaires

Premières causes de mortalité en France, les maladies cardio-vasculaires : hypertension, infarctus, artérite, etc., s'expriment de façons très diverses. Silencieuses ou douloureuses, sournoises ou brutales, elles sont parfois mortelles sans sommation.

De nombreux facteurs peuvent les favoriser, tels le tabac, l'hypercholestérolémie, l'hypertension, qui influent plus ou moins en fonction de la maladie concernée et sont plus ou moins faciles à modifier.

Ce livre permet de classer des notions complexes et disparates afin d'aider à la préservation de la santé. Un effort d'attention peut souvent diminuer les risques encourus.

Gérard Dubois est professeur de santé publique au CHU d'Amiens. Président du Comité national contre le Tabagisme, il prend une part active au développement de la politique de santé publique en France.

Emilio La Rosa, cardiologue, exerce en médecine préventive, et particulièrement dans le domaine de la prévention cardio-vasculaire.

128 p. ISBN 2 7056 6344 4

Imprimé en France
JOUVE – 75001 Paris
Numéro d'édition : 6366
Numéro d'impression : 259751S
Dépôt légal : septembre 1998

HERMANN, ÉDITEURS DES SCIENCES ET DES ARTS